아침 5분 | 저녁 10분

스트레칭이면
충분하다

KB019829

하루 5분,
스트레칭이면 충분합니다

퍼스널 트레이닝, 필라테스 등 돈을 들여 할 수 있는 운동은 많습니다. 어떤 운동이든 시도하고 배우는 것은 참 좋은 일이지요. 그런데 가장 중요한 것은 자신만의 운동 레시피를 만드는 겁니다. 나에게 맞는 운동법을 익히면 건강을 쉽게 관리할 수 있어요.

스트레칭은 운동 레시피를 만들기 딱 좋은 운동입니다. 몇 가지 스트레칭 동작을 익히면 다른 운동에서 배운 효과를 유지하기가 쉽습니다. 가장 좋은 것은 스트레칭만으로도 건강을 지키고 몸매를 아름답게 가꾸는 효과를 볼 수 있다는 사실입니다.

하루에 꾸준히 하는 5분 스트레칭이 어린이와 청소년의 성장에 미치는 영향은 매우 크고, 성인에게도 효과가 좋다는 논문이 쏟아져 나오고 있습니다. 몸을 혹사하며 운동을 하거나 남들에게 과시하는 운동 사진을 SNS에 올리는 것이 목표가 아니라면 정말 스트레칭이면 충분합니다.

체육학을 전공한 저는 요가 강사로 활동하다 출산을 했고 몸을 회복하면서 운동 노하우를 담은 5분 스트레칭을 만들었습니다. 여기에 스트레칭을 좀 더 하고 싶을 때 유용한 10분과 20분 프로그램도 구성했습니다. 그 후 하루도 거르지 않고 숨 쉬듯 스트레칭을 했고, 지금은 결혼 전보다 날씬하고 탄력 있는 몸을 가지게 됐습니다.

따로 운동할 시간이 없는 바쁜 현대인에게 스트레칭은 그야말로 건강한 삶의 필요 조건입니다. 바쁜 일상 속에서도 건강을 챙기기 위한 나만의 스트레칭을 습관으로 만들어 몸도 튼튼하고 몸매도 탄력 있게 만드시기 바랍니다.

박서희

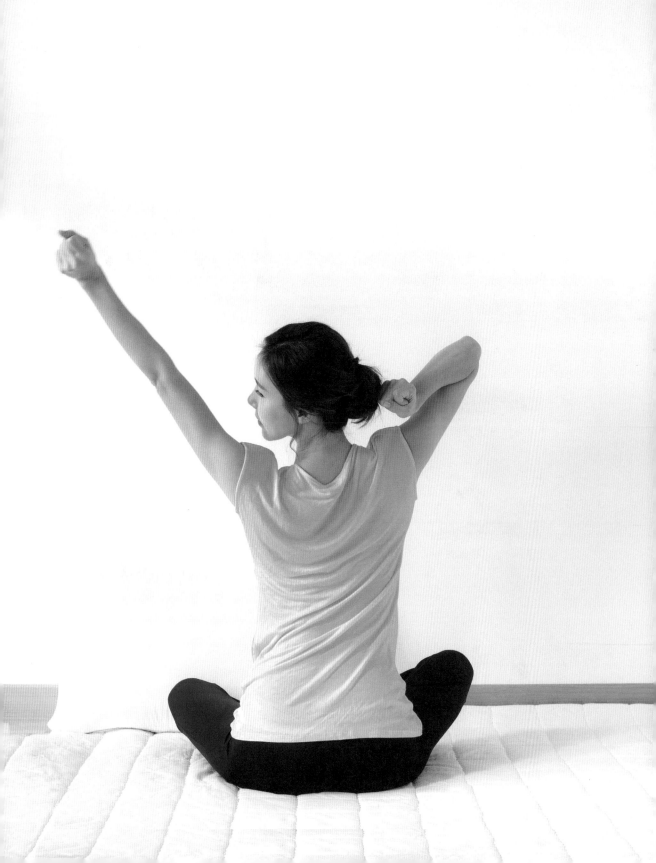

프롤로그 • 002   이 책의 활용법 • 008   스트레칭 기본자세 익히기 • 010

상쾌한 하루를 여는
아침 스트레칭   PART **1**

아침 5분 프로그램 • 014
아침 10분 프로그램 • 016
아침 20분 프로그램 • 020

1 아침 기지개 • 026

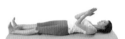

2 수 기운 마사지 • 028

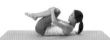

3 무릎 끌어안기 • 030

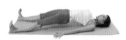

4 몸통 들기 • 032

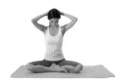

5 목 스트레칭 • 034

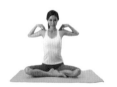

6 어깨 돌리기 • 036

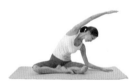

7 옆구리 늘이기 • 038

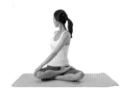

8 몸통 비틀기 • 040

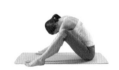

9 앉아서 상체 숙이기 • 042

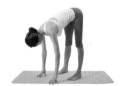

10 상체 숙여 다리 늘이기 • 044

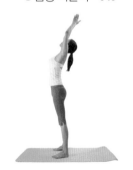

11 태양 기운 들이마시기 • 046

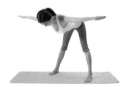

12 허리 90도 숙이기 • 048

Contents

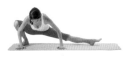

13 다리 늘이기 • 050

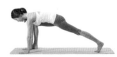

14 런지 • 052

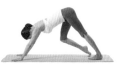

15 강아지 스트레칭 • 054

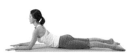

16 허리 세우기 • 056

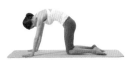

17 고양이 스트레칭 • 058

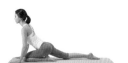

18 고관절 스트레칭 • 060

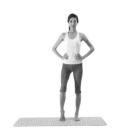

19 발목 스트레칭 • 062

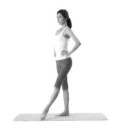

20 발레 스트레칭 • 064

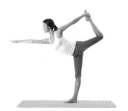

21 활 자세 • 066

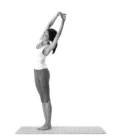

22 반달 스트레칭 • 068

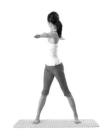

23 전신 비틀기 • 070

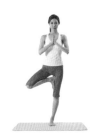

24 나무 자세 • 072

하루의 피로를 풀어주는
저녁 스트레칭

PART **2**

저녁 5분 프로그램 • 076
저녁 10분 프로그램 • 078
저녁 20분 프로그램 • 082

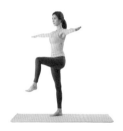

1 한발로 균형 잡기 • 088

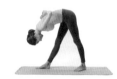

2 뒤로 합장해 상체 숙이기 • 090

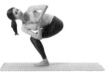

3 의자 자세 • 092

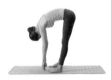

4 추 운동 • 094

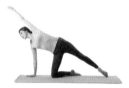

5 사이드 스트레칭 • 096

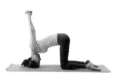

6 작은 물구나무 • 098

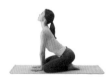

7 아기 고양이 • 100

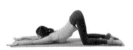

8 고양이 기지개 • 102

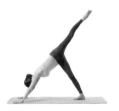

9 다리 올려 당기기 • 104

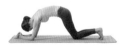

10 돌고래 스트레칭 • 106

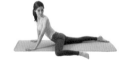

11 상체 올려 비틀기 • 108

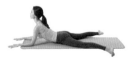

12 뱀 자세 • 110

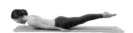

13 메뚜기 자세 • 112

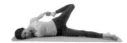

14 엎드린 활 자세 • 114

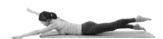

15 스위밍 • 116

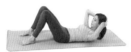

16 컬 업 • 118

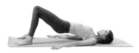

17 브리지 • 120

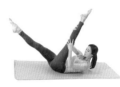

18 가위 자세 • 122

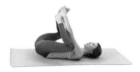

19 해피 베이비 • 124

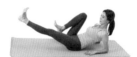

20 사이클링 • 126

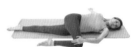

21 누워서 비틀기 • 128

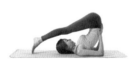

22 쟁기 자세 • 130

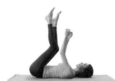

23 모관 운동 • 133

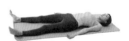

24 휴식 자세 • 134

부록

짧은 시간 효과 만점
증상을 개선하는 밴드 스트레칭

피로 • 138
어깨 통증 • 139
소화불량 • 140
변비 • 141
좌골신경통 • 142
요통 • 143

하체 혈액순환 • 144
골반 균형 • 145
탄력 있는 가슴 • 146
아름다운 등허리 라인 • 147
날씬한 상체 • 148
심신의 안정 • 149

STRETCHING
이 책의 활용법

여유시간에 따라 선택할 수 있도록
5분, 10분, 20분 프로그램으로 구성했다.

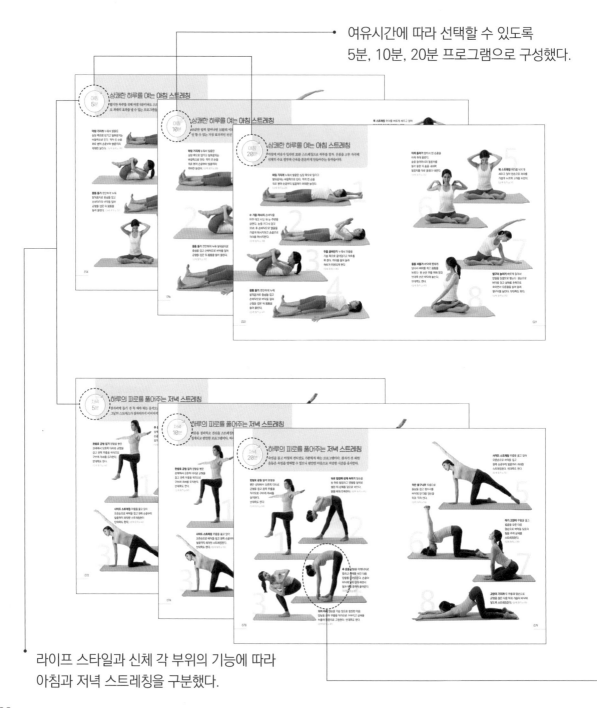

라이프 스타일과 신체 각 부위의 기능에 따라
아침과 저녁 스트레칭을 구분했다.

• 이 책에 소개된 각각의 스트레칭 동작은 30초를 기본으로 한다. 각자의 상황에 맞게 시간을 조절해 자유롭게 하면 된다.

• 수록된 브로마이드는 아침과 저녁 5분, 10분, 20분 프로그램을 한눈에 들어오게 배치했다. 벽에 붙여놓고 활용하기 좋다.

동작의 특징과 요령,
응용 자세 등을 소개한다.

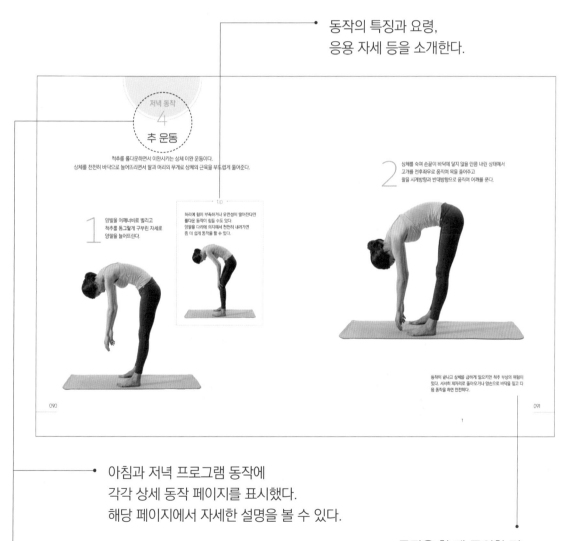

아침과 저녁 프로그램 동작에
각각 상세 동작 페이지를 표시했다.
해당 페이지에서 자세한 설명을 볼 수 있다.

동작을 할 때 주의할 점,
알아두어야 할 사항 등을 소개한다.

스트레칭 기본자세 익히기

운동에서 가장 중요한 것은 바른 자세다. 자세가 바르지 않으면 어떤 운동을 해도 힘들게 느껴지고, 운동 효과도 볼 수 없다. 평소에 틀어진 자세로 생활했다면 지금부터라도 바르게 교정하려 노력해보자. 바른 자세를 5분 동안 유지해보고 10분, 15분으로 점차 늘리면 자연스럽게 몸이 바로잡힐 것이다.

바르게 서기

척추와 골반을 중심으로 몸의 균형을 잡는다. 턱과 어깨, 허리, 허벅지를 정렬한다는 기분으로 시도한다.

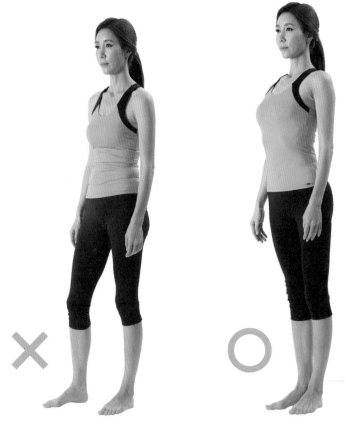

바르게 서는 방법 먼저 발뒤꿈치를 모으고 자연스럽게 발끝을 살짝 벌리고 선다. 복숭아뼈와 종아리, 무릎을 모으고 허벅지와 엉덩이를 조인다. 아랫배를 당기고 숨은 들이마시며 가슴을 활짝 연다. 어깨를 펴고 턱은 당긴다.

의자에 바르게 앉기

의자에 앉을 때는 가능하면 바른 자세로 앉아 호흡하려고 노력한다. 어깨의 피로도 풀리고 상체도
아름답게 바뀔 것이다.

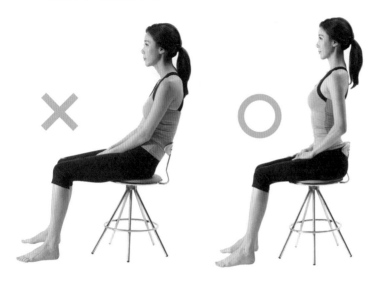

의자에 바르게 앉는 방법 의자 등
받이에 엉덩이를 깊숙하게 밀어 넣
고 앉아 배를 당긴다. 척추를 곧게
세우고 지그시 눈을 감아 5분 정
도 자신의 신체를 느껴본다. 이 자
세만 취해도 소화가 잘되고 복잡한
머릿속이 한결 정리된다.

바닥에 바르게 앉기

앉아서 스트레칭을 할 때 알아두면 좋은 자세를 소개한다. 아래의 두 가지 자세 중 편한 자세로 동
작을 하면 된다.

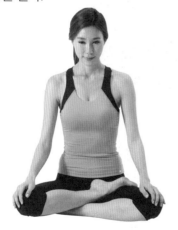

한쪽 다리를 반대쪽 허벅지에 올리는 자세. 익
숙하지 않은 사람은 발목과 엉덩이가 불편할
수 있으니 발을 내려도 된다.

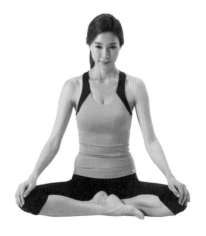

다리를 겹쳐서 앉지 않기 때문에 조금 편한 자
세다. 이 자세에서는 허리를 세워도 엉덩이와
다리에 힘이 분산돼 부담이 덜하다.

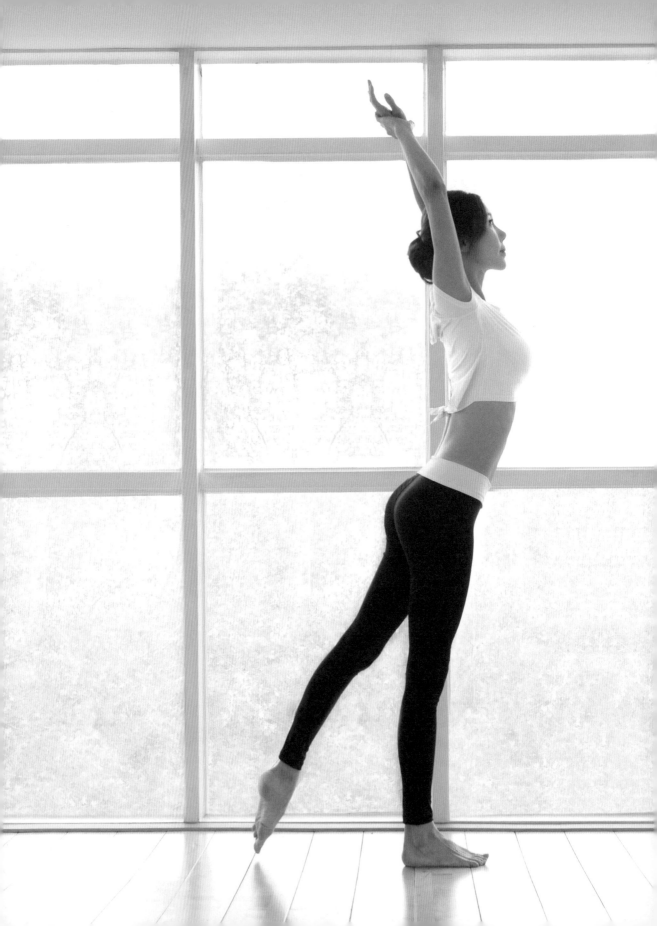

1

상쾌한 하루를 여는
아침 스트레칭

MORNING

아침 스트레칭은 몸의 부기를 빼고 혈액순환을 원활하게 해 최고의 컨디션으로 하루를 시작하게 한다. 아침에 눈을 뜨자마자 바로 시작하는 것이 좋지만 여건이 안 된다면 오전 중에 틈틈이 해도 된다. 하루 5분이라도 꾸준히 하면 당신의 몸은 분명히 달라질 것이다.

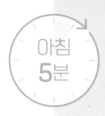

상쾌한 하루를 여는 아침 스트레칭

활기찬 하루를 위해 아침 5분이라도 스트레칭을 생활화하자. 최소의
시간으로 최대의 효과를 낼 수 있는 프로그램을 소개한다.

아침 기지개 누워서 발끝은
심장 쪽으로 당기고 발뒤꿈치는
바깥쪽으로 민다. 깍지 낀 손을
위로 뻗어 손끝부터 발끝까지
최대한 늘인다. (상세 동작 p.26)

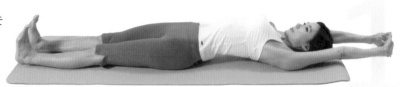

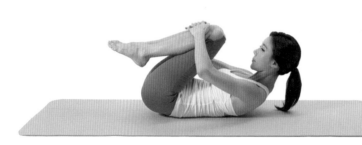

무릎 끌어안기 누워서 무릎을
가슴 쪽으로 끌어당기고
척추를 쭉 편다. 머리를
들어 올려 척추가 이완되게 한다.

(상세 동작 p.30)

몸통 들기 편안하게 누워
발뒤꿈치로 중심을 잡고
손바닥으로 바닥을 짚어
균형을 잡은 뒤 몸통을
들어 올린다. (상세 동작 p.32)

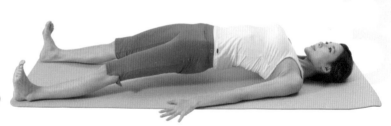

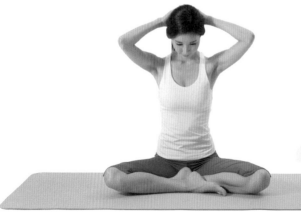

목 스트레칭 허리를 바르게
세우고 앉아 양손으로 머리를
가볍게 누르며 고개를 숙인다.

(상세 동작 p.34)

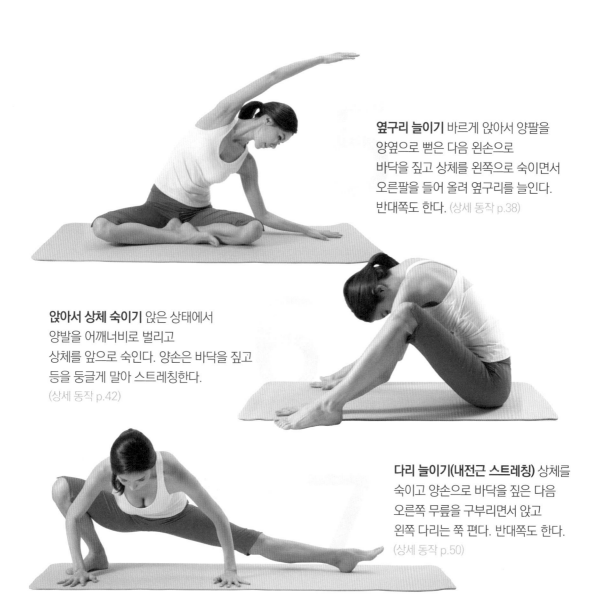

옆구리 늘이기 바르게 앉아서 양팔을
양옆으로 뻗은 다음 왼손으로
바닥을 짚고 상체를 왼쪽으로 숙이면서
오른팔을 들어 올려 옆구리를 늘인다.
반대쪽도 한다. (상세 동작 p.38)

앉아서 상체 숙이기 앉은 상태에서
양발을 어깨너비로 벌리고
상체를 앞으로 숙인다. 양손은 바닥을 짚고
등을 둥글게 말아 스트레칭한다.
(상세 동작 p.42)

다리 늘이기(내전근 스트레칭) 상체를
숙이고 양손으로 바닥을 짚은 다음
오른쪽 무릎을 구부리면서 앉고
왼쪽 다리는 쭉 편다. 반대쪽도 한다.
(상세 동작 p.50)

강아지 스트레칭 손발로 바닥을 짚고
엉덩이를 들어 올려 다리를 한쪽씩
교대로 스트레칭한다. (상세 동작 p.54)

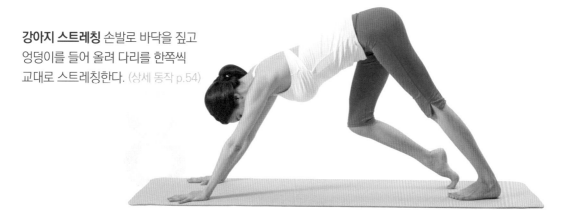

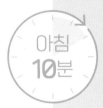

상쾌한 하루를 여는 아침 스트레칭

조금만 일찍 일어나면 10분의 여유를 갖고 스트레칭을 할 수 있다.
10분 동안 할 수 있는 가장 효과적인 전신 운동 프로그램을 모았다.

아침 기지개 누워서 발끝은
심장 쪽으로 당기고 발뒤꿈치는
바깥쪽으로 민다. 깍지 낀 손을
위로 뻗어 손끝부터 발끝까지
최대한 늘인다. (상세 동작 p.26)

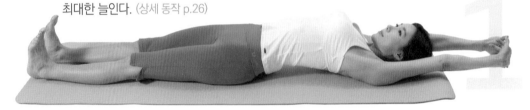

무릎 끌어안기 누워서 무릎을
가슴 쪽으로 끌어당기고
척추를 쭉 편다. 머리를
들어 올려 척추가 이완되게 한다.
(상세 동작 p.30)

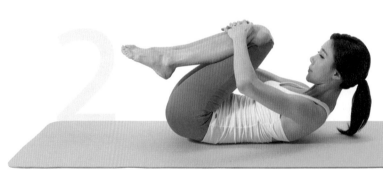

몸통 들기 편안하게 누워 발뒤꿈치로
중심을 잡고 손바닥으로 바닥을 짚어
균형을 잡은 뒤 몸통을 들어 올린다.
(상세 동작 p.32)

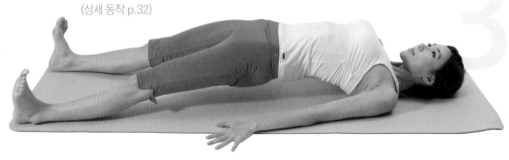

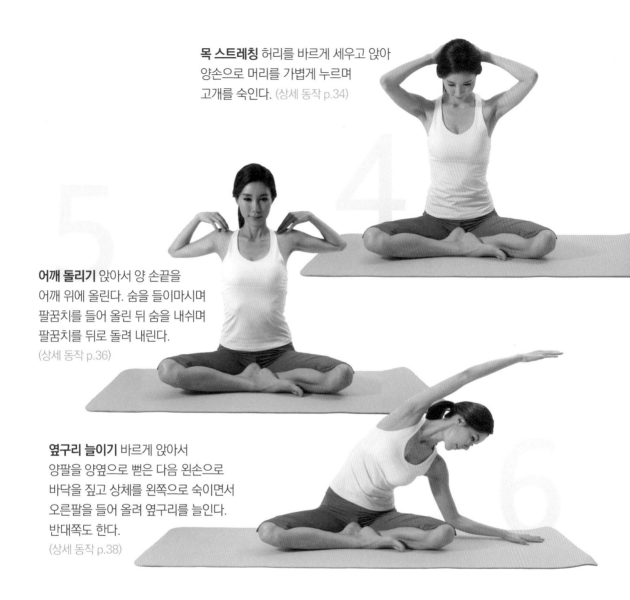

목 스트레칭 허리를 바르게 세우고 앉아
양손으로 머리를 가볍게 누르며
고개를 숙인다. (상세 동작 p.34)

어깨 돌리기 앉아서 양 손끝을
어깨 위에 올린다. 숨을 들이마시며
팔꿈치를 들어 올린 뒤 숨을 내쉬며
팔꿈치를 뒤로 돌려 내린다.
(상세 동작 p.36)

옆구리 늘이기 바르게 앉아서
양팔을 양옆으로 뻗은 다음 왼손으로
바닥을 짚고 상체를 왼쪽으로 숙이면서
오른팔을 들어 올려 옆구리를 늘인다.
반대쪽도 한다.
(상세 동작 p.38)

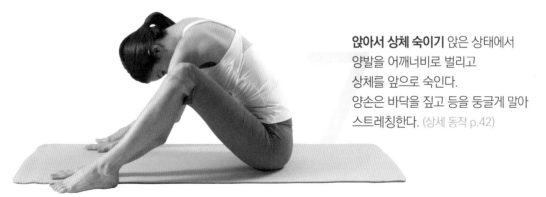

앉아서 상체 숙이기 앉은 상태에서
양발을 어깨너비로 벌리고
상체를 앞으로 숙인다.
양손은 바닥을 짚고 등을 둥글게 말아
스트레칭한다. (상세 동작 p.42)

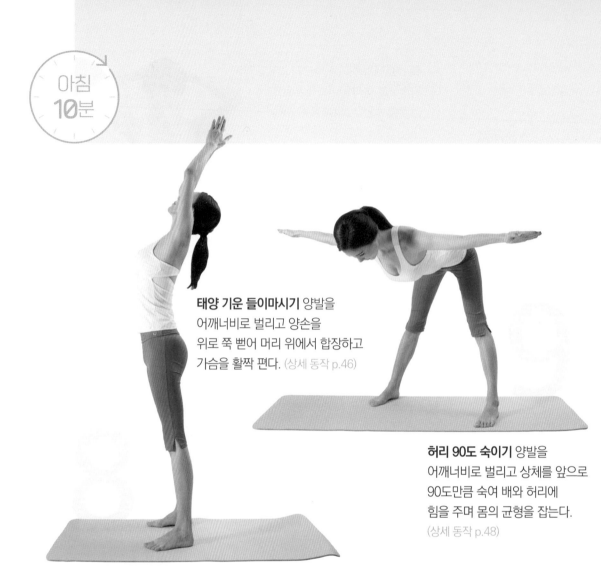

태양 기운 들이마시기 양발을
어깨너비로 벌리고 양손을
위로 쭉 뻗어 머리 위에서 합장하고
가슴을 활짝 편다. (상세 동작 p.46)

허리 90도 숙이기 양발을
어깨너비로 벌리고 상체를 앞으로
90도만큼 숙여 배와 허리에
힘을 주며 몸의 균형을 잡는다.
(상세 동작 p.48)

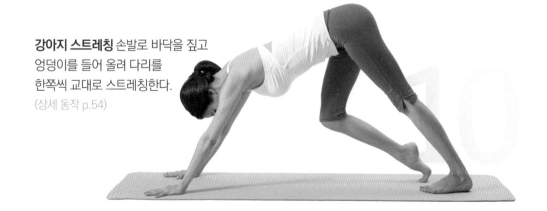

강아지 스트레칭 손발로 바닥을 짚고
엉덩이를 들어 올려 다리를
한쪽씩 교대로 스트레칭한다.
(상세 동작 p.54)

상쾌한 하루를 여는 **아침 스트레칭**

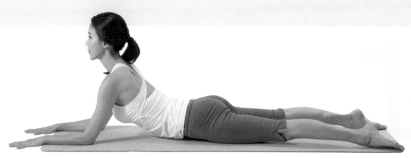

허리 세우기 바닥에 엎드려
상체를 들어 올리고
허리에 무리가 가지 않도록
팔꿈치를 구부려 힘을
분산한다. (상세 동작 p.56)

고양이 스트레칭 양손과 무릎으로
바닥을 짚고 네발 자세를 취한 뒤
등을 둥글게 말아 올려
척추와 등 근육을 이완시킨다.
(상세 동작 p.58)

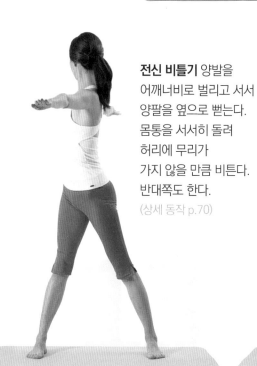

전신 비틀기 양발을
어깨너비로 벌리고 서서
양팔을 옆으로 뻗는다.
몸통을 서서히 돌려
허리에 무리가
가지 않을 만큼 비튼다.
반대쪽도 한다.
(상세 동작 p.70)

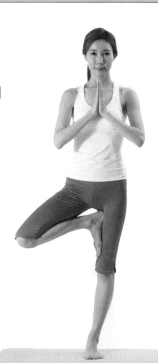

나무 자세 왼발로
균형을 잡고 오른발을
왼쪽 다리의 허벅지에
고정한 뒤 균형을 잡는다.
균형이 잡히면
양손을 가슴 앞에서
합장한다. 반대쪽도 한다.
(상세 동작 p.72)

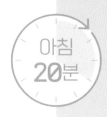

상쾌한 하루를 여는 아침 스트레칭

아침에 여유가 있다면 20분 스트레칭으로 하루를 열자. 온몸을 고루 자극해 신체의 주요 장부와 근육을 튼튼하게 만들어주는 동작들이다.

아침 기지개 누워서 발끝은 심장 쪽으로 당기고 발뒤꿈치는 바깥쪽으로 민다. 깍지 낀 손을 위로 뻗어 손끝부터 발끝까지 최대한 늘인다. (상세 동작 p.26)

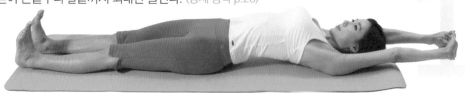

수 기운 마사지 손바닥을 마주 대고 비빈 뒤 눈 주변을 감싼다. 눈을 지그시 감고 30초 후 손바닥으로 얼굴을 가볍게 마사지하고 손끝으로 머리를 마사지한다.

(상세 동작 p.28)

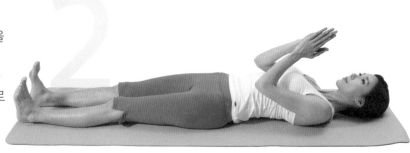

무릎 끌어안기 누워서 무릎을 가슴 쪽으로 끌어당기고 척추를 쭉 편다. 머리를 들어 올려 척추가 이완되게 한다.

(상세 동작 p.30)

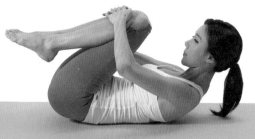

몸통 들기 편안하게 누워 발뒤꿈치로 중심을 잡고 손바닥으로 바닥을 짚어 균형을 잡은 뒤 몸통을 들어 올린다.

(상세 동작 p.32)

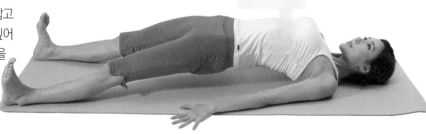

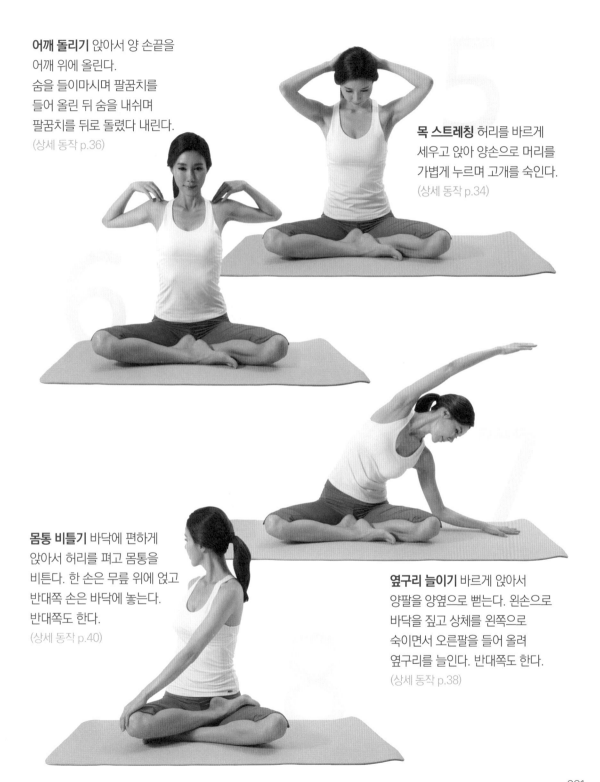

어깨 돌리기 앉아서 양 손끝을
어깨 위에 올린다.
숨을 들이마시며 팔꿈치를
들어 올린 뒤 숨을 내쉬며
팔꿈치를 뒤로 돌렸다 내린다.
(상세 동작 p.36)

목 스트레칭 허리를 바르게
세우고 앉아 양손으로 머리를
가볍게 누르며 고개를 숙인다.
(상세 동작 p.34)

몸통 비틀기 바닥에 편하게
앉아서 허리를 펴고 몸통을
비튼다. 한 손은 무릎 위에 얹고
반대쪽 손은 바닥에 놓는다.
반대쪽도 한다.
(상세 동작 p.40)

옆구리 늘이기 바르게 앉아서
양팔을 양옆으로 뻗는다. 왼손으로
바닥을 짚고 상체를 왼쪽으로
숙이면서 오른팔을 들어 올려
옆구리를 늘인다. 반대쪽도 한다.
(상세 동작 p.38)

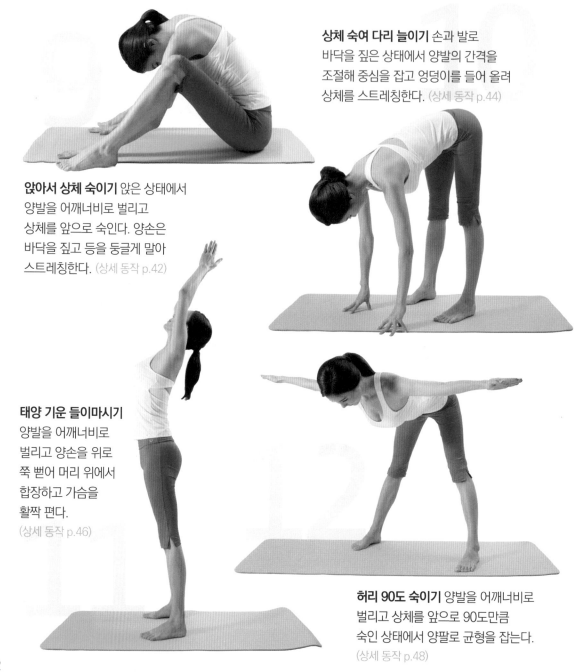

상체 숙여 다리 늘이기 손과 발로
바닥을 짚은 상태에서 양발의 간격을
조절해 중심을 잡고 엉덩이를 들어 올려
상체를 스트레칭한다. (상세 동작 p.44)

앉아서 상체 숙이기 앉은 상태에서
양발을 어깨너비로 벌리고
상체를 앞으로 숙인다. 양손은
바닥을 짚고 등을 둥글게 말아
스트레칭한다. (상세 동작 p.42)

태양 기운 들이마시기
양발을 어깨너비로
벌리고 양손을 위로
쭉 뻗어 머리 위에서
합장하고 가슴을
활짝 편다.
(상세 동작 p.46)

허리 90도 숙이기 양발을 어깨너비로
벌리고 상체를 앞으로 90도만큼
숙인 상태에서 양팔로 균형을 잡는다.
(상세 동작 p.48)

다리 늘이기(내전근 스트레칭) 상체를 숙이고 양손으로 바닥을 짚은 뒤 오른쪽 무릎을 구부리면서 앉고 왼쪽 다리는 쭉 편다. 반대쪽도 한다. (상세 동작 p.50)

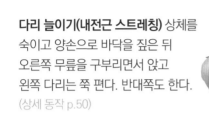

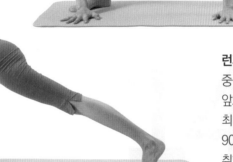

런지 양손으로 바닥을 짚어 중심을 잡고 오른발은 앞으로, 왼발을 뒤로 최대한 뻗어 오른쪽 무릎이 90도를 유지하게 자세를 취한다. 반대쪽도 한다. (상세 동작 p.52)

강아지 스트레칭 손발로 바닥을 짚고 엉덩이를 들어 올려 다리를 한쪽씩 교대로 스트레칭한다. (상세 동작 p.54)

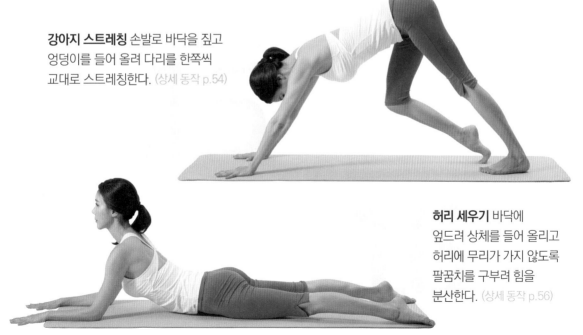

허리 세우기 바닥에 엎드려 상체를 들어 올리고 허리에 무리가 가지 않도록 팔꿈치를 구부려 힘을 분산한다. (상세 동작 p.56)

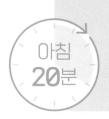

고양이 스트레칭 양손과 무릎으로 바닥을 짚고 네발 자세를 취한 뒤 등을 둥글게 말아 올려 척추와 등 근육을 이완시킨다. (상세 동작 p.58)

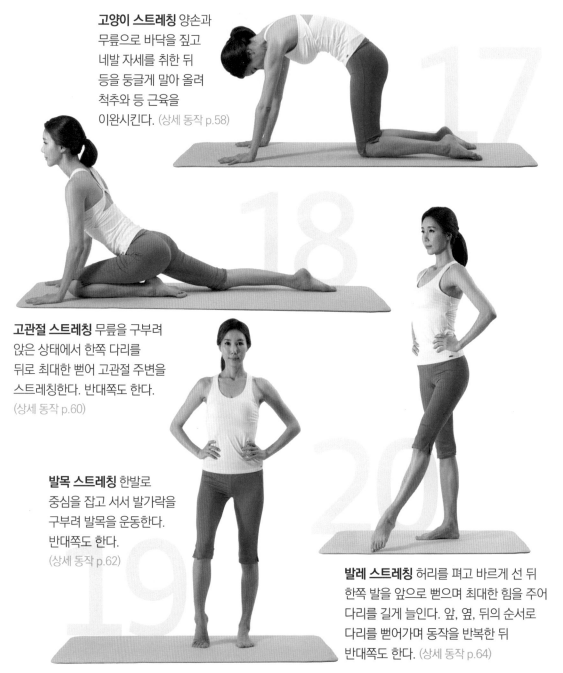

고관절 스트레칭 무릎을 구부려 앉은 상태에서 한쪽 다리를 뒤로 최대한 뻗어 고관절 주변을 스트레칭한다. 반대쪽도 한다.
(상세 동작 p.60)

발목 스트레칭 한발로 중심을 잡고 서서 발가락을 구부려 발목을 운동한다. 반대쪽도 한다.
(상세 동작 p.62)

발레 스트레칭 허리를 펴고 바르게 선 뒤 한쪽 발을 앞으로 뻗으며 최대한 힘을 주어 다리를 길게 늘인다. 앞, 옆, 뒤의 순서로 다리를 뻗어가며 동작을 반복한 뒤 반대쪽도 한다. (상세 동작 p.64)

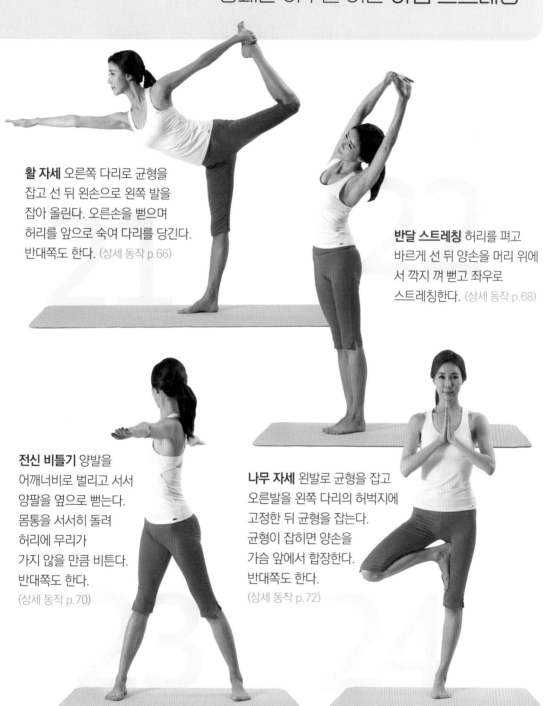

활 자세 오른쪽 다리로 균형을
잡고 선 뒤 왼손으로 왼쪽 발을
잡아 올린다. 오른손을 뻗으며
허리를 앞으로 숙여 다리를 당긴다.
반대쪽도 한다. (상세 동작 p.66)

반달 스트레칭 허리를 펴고
바르게 선 뒤 양손을 머리 위에
서 깍지 껴 뻗고 좌우로
스트레칭한다. (상세 동작 p.68)

전신 비틀기 양발을
어깨너비로 벌리고 서서
양팔을 옆으로 뻗는다.
몸통을 서서히 돌려
허리에 무리가
가지 않을 만큼 비튼다.
반대쪽도 한다.
(상세 동작 p.70)

나무 자세 왼발로 균형을 잡고
오른발을 왼쪽 다리의 허벅지에
고정한 뒤 균형을 잡는다.
균형이 잡히면 양손을
가슴 앞에서 합장한다.
반대쪽도 한다.
(상세 동작 p.72)

아침 기지개

아침 스트레칭은 눈 뜨면서부터 시작하는 것이 좋다.
매일 아침 눈을 뜨자마자 자연스럽게 숨 쉬듯 스트레칭을 한다.

1 편한 자세로 누워 숨을 크게 들이쉬고 내쉰다.

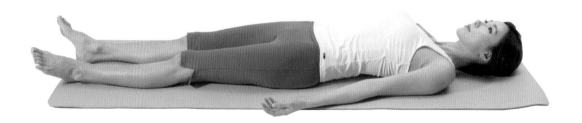

2

발끝은 심장 쪽으로 당기고
발뒤꿈치는 바깥쪽으로 밀면서
종아리를 스트레칭한다.
허벅지에도 힘을 준다.

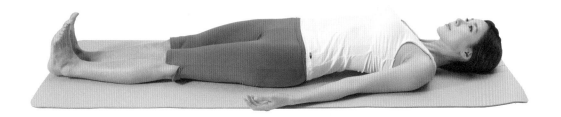

3

양손을 맞잡아 깍지를 끼고
팔을 위로 쭉 뻗는다.
손끝부터 발끝까지 최대한 늘인다.

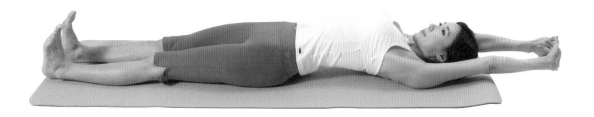

아침 기지개는 각성 효과가 뛰어난 동작이다. 기지개를
켜면 전신의 혈액순환에도 도움이 된다.

2

수 기운 마사지

손의 기운으로 눈을 따뜻하게 하고 눈 주변과 얼굴 전체에 순환이 잘 되도록 마사지한다.
눈의 피로도가 높은 사람에게 특히 좋다.

1 손바닥을 마주 대고 따뜻해질 때까지 비빈다.

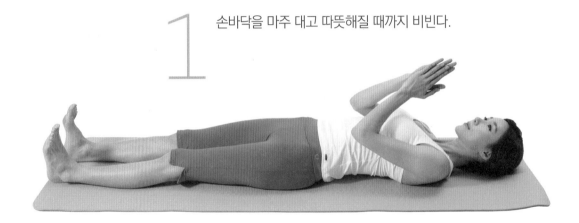

2 손바닥을 오목하게 만들어 눈 주변을 감싼다. 눈은 지그시 감는다. 30초 후 손바닥으로 얼굴을 가볍게 마사지한다.

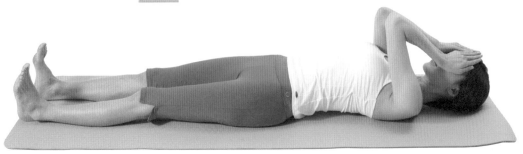

3 손끝으로 머리를 누르면서 마사지한다.

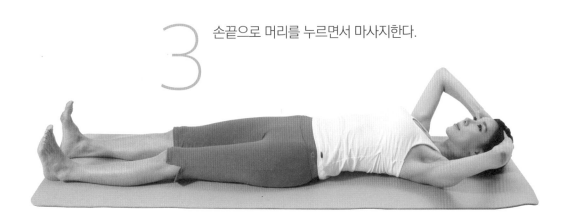

무릎 끌어안기

자는 동안 강직된 척추를 이완시키고 척주 주변의 근육을 부드럽게 풀어주는 동작.
척추 협착증이 있거나 아침에 허리가 뻣뻣한 사람에게 꼭 필요하다.

1 누운 자세에서 양 무릎을 가슴 쪽으로 끌어당겨
척추를 바닥에 쭉 편다.

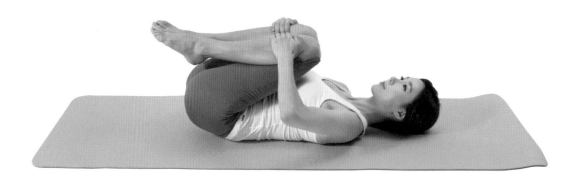

2 머리를 들어 올려 척추 주변을 이완시킨다.
코끝이 무릎에 닿을 만큼 상체를 둥글게 말아
등과 허리를 부드럽게 스트레칭한다.

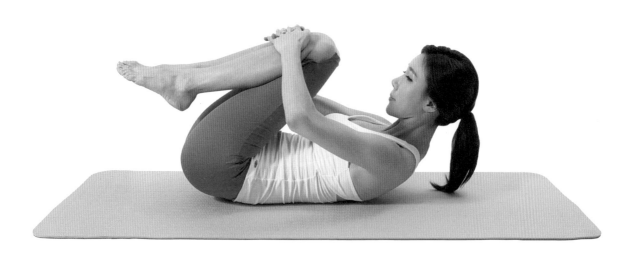

잠자는 동안에는 몸이 이완되어 근육과 관절의 힘이 약
해지는데, 아침에 미처 깨어나지 못한 신경과 근육이
갑자기 긴장하면 통증과 피로를 유발할 수 있다. 무릎
끌어안기 동작을 하면 움직임이 부드러워진다.

몸통 들기

아침에 일어나 허리의 힘을 이용해서 몸통을 들어 올리면
허리가 튼튼해지고 허리에 관련된 많은 질환을 예방할 수 있다.

1 팔다리를 펴고 편안하게 누워
다리를 어깨너비로 벌린다.

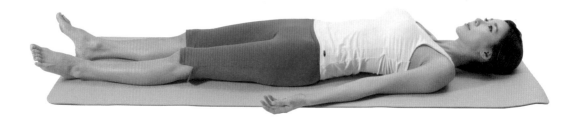

2 발뒤꿈치로 중심을 잡고
손바닥으로 바닥을 짚어
균형을 잡은 상태에서 몸통을 들어 올린다.

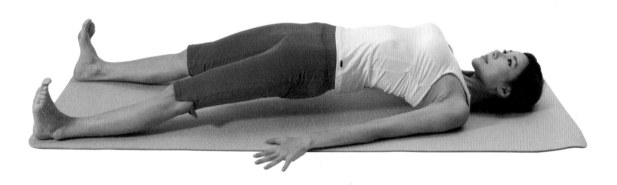

등 뒤쪽과 엉덩이에 많은 힘이 가해지는 이 동작은 척
추기립근을 중심으로 등과 골반의 균형을 잡아주고 근
육을 튼튼하게 만들어준다.

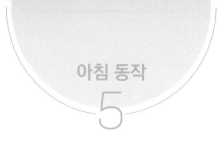

5

목 스트레칭

아침에 얼굴이 잘 붓거나 목 주변 피부가 탄력이 없어졌다면 꼭 해야 할 동작이다.
얼굴부터 어깨까지 군살을 제거하며 혈액순환을 돕는다.

1 편한 자세로 앉아 허리를 세우고
양손으로 머리를 지그시 눌러
목 뒤쪽을 스트레칭한다.

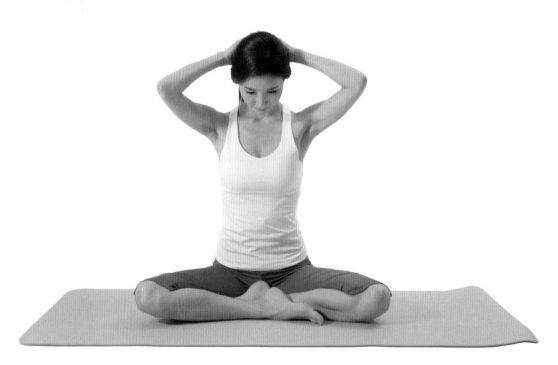

2 양손을 포개 쇄골 중간에 놓고
턱을 들어 목을 늘인다.

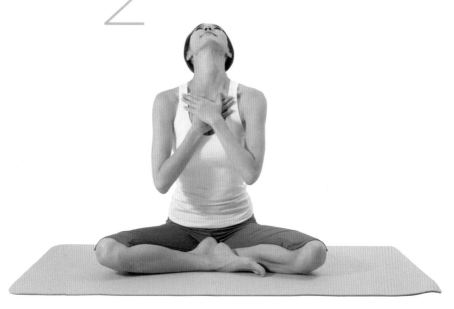

3 한 손으로 반대쪽 귀 윗부분을
감싸듯이 잡고 옆으로 지그시 당긴다.
반대쪽도 같은 방법으로 한다.

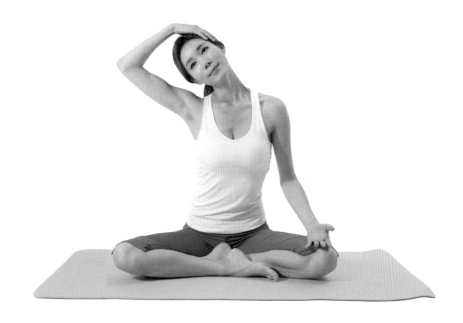

어깨 돌리기

어깨의 피로를 풀어주고 오십견을 예방한다.
심장 주변의 근육을 움직여 호흡과 혈액순환에 도움을 주며 어깨관절을 부드럽게 한다.

1
편하게 앉아 양팔을 옆으로 뻗는다.
손바닥은 하늘을 향하게 한다.

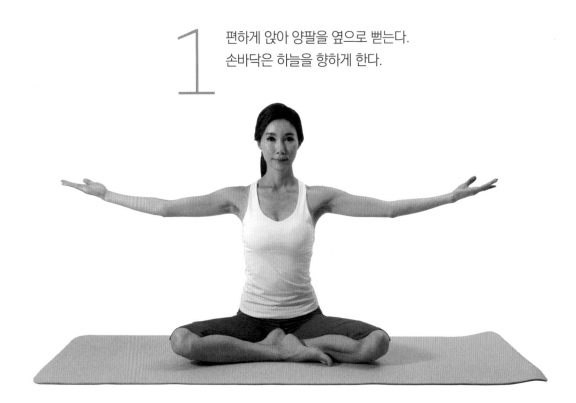

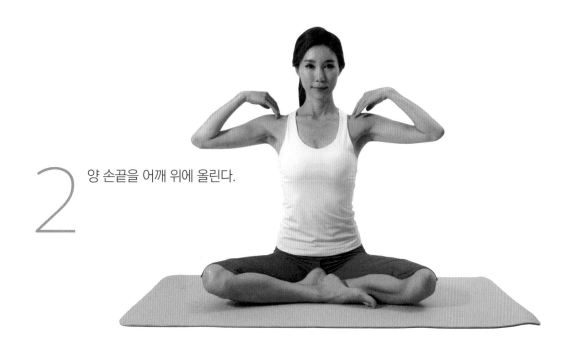

2 양 손끝을 어깨 위에 올린다.

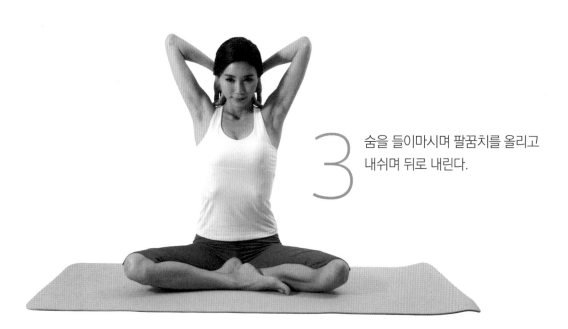

3 숨을 들이마시며 팔꿈치를 올리고
내쉬며 뒤로 내린다.

옆구리 늘이기

위장경락을 자극해 소화를 돕고 밥맛을 좋게 하며 전신에 활기를 돌게 한다.
꾸준히 반복하면 옆구리의 군살이 빠지는 효과가 있다.

1 바르게 앉아서 양팔을 양옆으로 뻗는다.

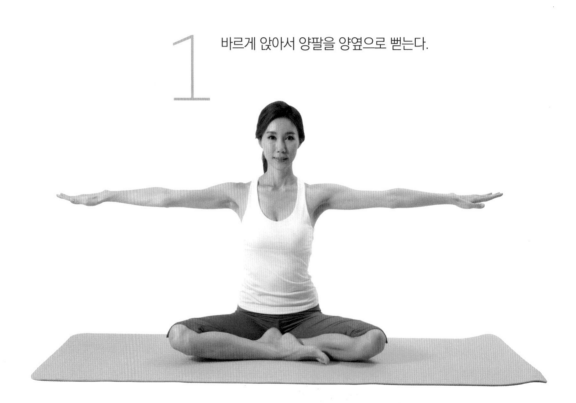

2 왼손으로 바닥을 짚고
상체를 왼쪽으로 숙이면서
오른팔을 들어 올려 옆구리를 늘인다.
반대쪽도 같은 방법으로 한다.

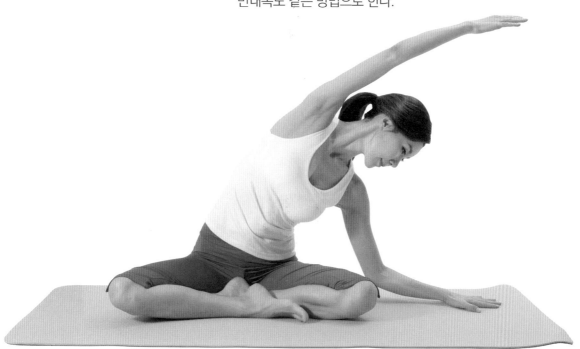

우리 몸에는 경락이 흐르는 길이 있다. 몸을 움직여 근
육과 경락 부위를 자극하면 가볍고 활기차게 하루를 시
작할 수 있다.

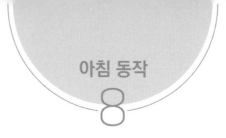

몸통 비틀기

아침 공복에 몸통을 비틀어 복식호흡을 하면 변비가 해소된다.
복부 근육 강화 효과도 있으니 식사 직후만 피해 때와 장소를 가리지 않고 틈틈이 한다.

바닥에 앉아서 할 경우

1 한쪽 다리를 반대쪽 허벅지에 올리고 앉아 허리를 편다.
한쪽 손은 무릎 위에 얹고 반대쪽 손은 바닥에 놓은 다음
몸통을 비튼다. 반대쪽도 같은 방법으로 한다.

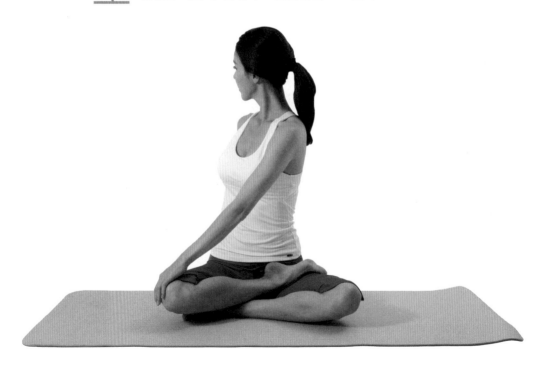

침대에 앉아서 할 경우

1 침대나 의자에 허리를 펴고 앉아
한쪽 손은 무릎 위에 얹고 반대쪽 손은 뒤에 놓은 다음
몸통을 비튼다. 반대쪽도 같은 방법으로 한다.

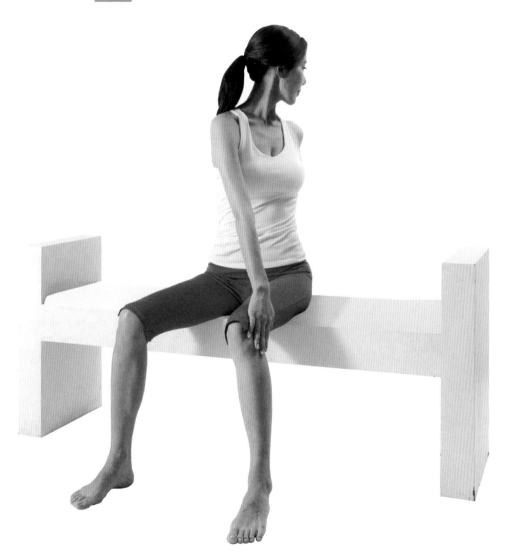

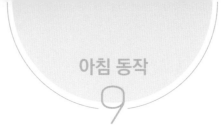

앉아서 상체 숙이기

머리를 심장보다 아래로 숙이는 동작으로, 혈액순환을 돕고 굳어있는 척추를 이완시키며
등 근육을 풀어준다. 혈압이 높은 경우 머리가 심장보다 더 내려가지 않게 한다.

바닥에 앉아서 할 경우

1 양발을 어깨너비로 벌린 다음 무릎을 세우고 앉는다.
다리 사이에 양손이 오게 바닥을 짚고
상체를 숙여 스트레칭한다.

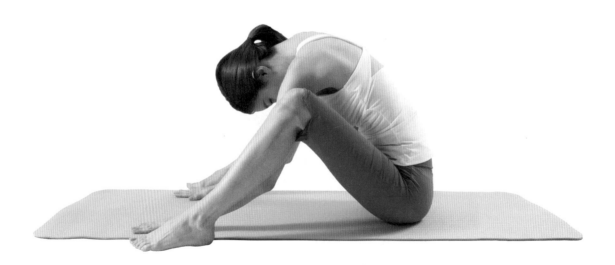

침대에 앉아서 할 경우

1 침대나 의자에 양발을 어깨너비로 벌리고 앉아
양손으로 바닥을 짚고 상체를 숙여 스트레칭한다.

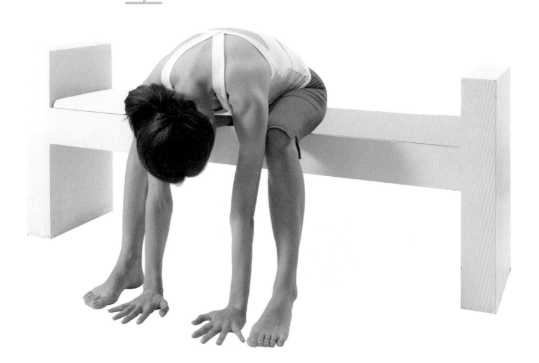

혈압이나 안압이 높은 사람은 심장보다 머리가 더 내려
가지 않게 한다.

상체 숙여 다리 늘이기

하체의 근육을 움직여 허리와 다리를 곧게 만드는 동작이다.
이른 아침에는 무리하지 말고 다리가 자연스럽게 펴지는 만큼만 한다.

1 양발을 어깨너비로 벌리고 상체를 숙여
양손으로 바닥을 짚는다. 다리를 서서히 편다.

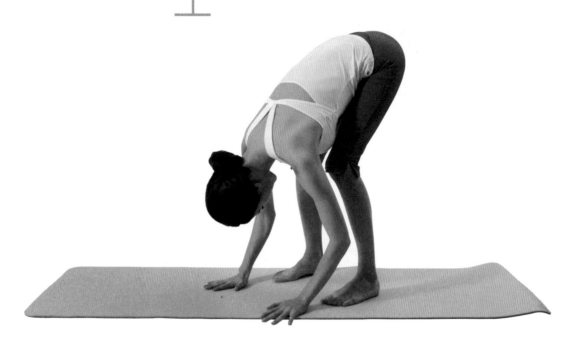

2 팔과 다리를 쭉 뻗는다.
고개는 척추와 일직선이 되도록 자세를 유지한다.

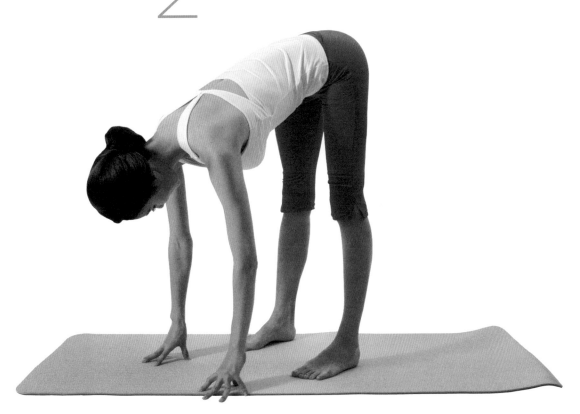

아침에는 몸이 굳어 유연한 사람도 양손으로 바닥을 짚는 동작이 어렵고 불편하다. 몸을 가볍게 움직여 혈액순환을 돕고 근육을 이완시키면 좋다.

태양 기운 들이마시기

태양의 기운을 모아 숨을 들이마신다. 가슴을 활짝 열어 온몸의 근육을 최대로 쓰면
몸이 가분하고 정신이 맑아져 긍정적인 에너지가 가득 차게 된다.

1
양발을 어깨너비로 벌리고 선다.
양팔을 옆으로 쭉 뻗으며
숨을 들이마신다.

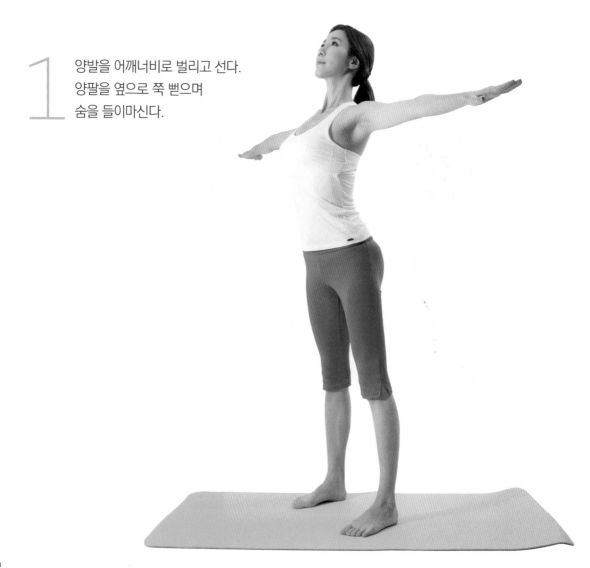

2 양손을 위로 쭉 뻗어 머리 위에서
합장하고 가슴을 활짝 편다.

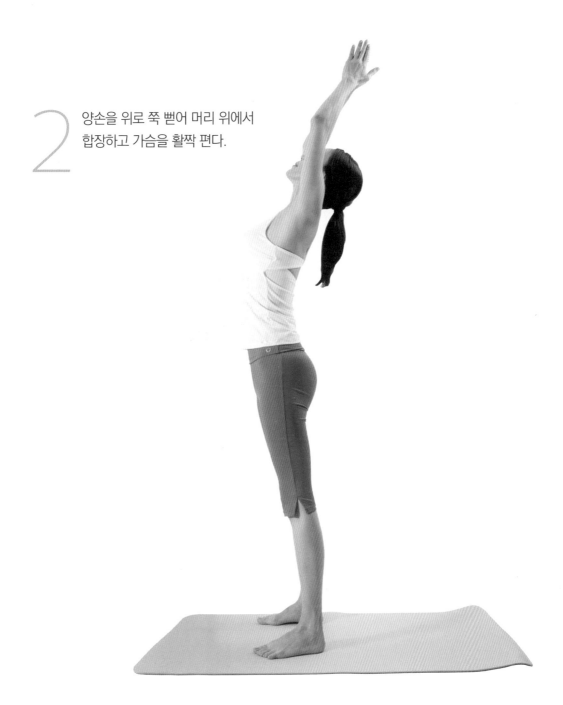

키가 커진다는 느낌으로 이 자세를 취하는 습관을 들이
면 자세가 바르게 잡히는 것은 물론 실제로 키가 더 커
보이는 체형이 된다.

12

허리 90도 숙이기

허리의 힘을 길러주고 허리와 복부의 군살 제거에 도움을 준다.
허리의 힘이 약하거나 유연하지 않다면 기본만 해도 된다.

1 양발을 어깨너비로 벌리고 선다.

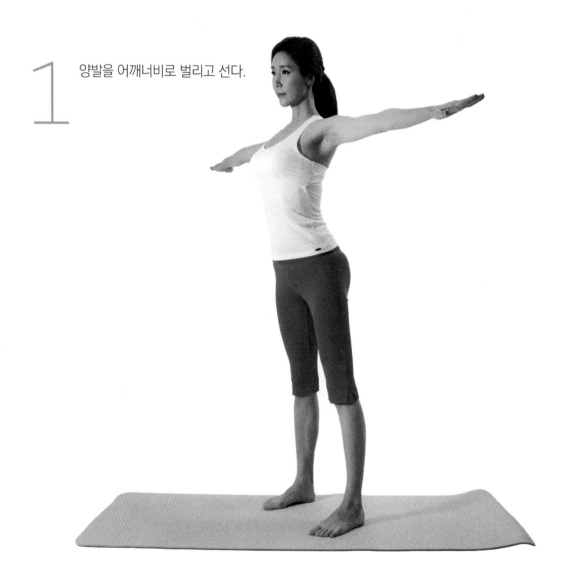

2

상체를 앞으로 90도만큼 숙인다.
양팔을 벌리고 배와 허리에 힘을 주며
몸의 균형을 잡는다.

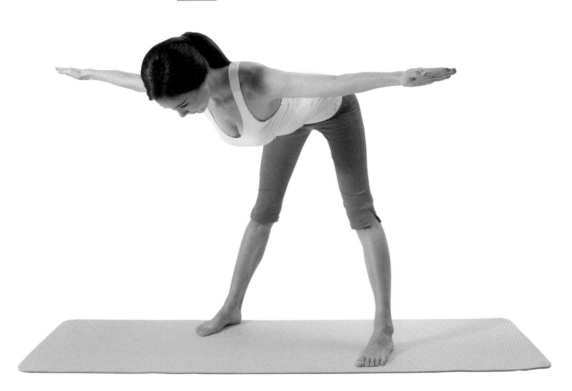

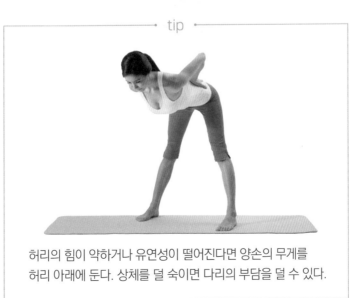

허리의 힘이 약하거나 유연성이 떨어진다면 양손의 무게를
허리 아래에 둔다. 상체를 덜 숙이면 다리의 부담을 덜 수 있다.

다리 늘이기(내전근 스트레칭)

복부를 중심으로 틀어진 골반을 교정하고 하체의 혈액순환을 돕는다.
다리를 스트레칭해 아름다운 하체 라인을 만드는 데도 도움이 된다.

1 양손으로 바닥을 짚고 양다리의 폭을
최대한 넓혀 준비 자세를 취한다.

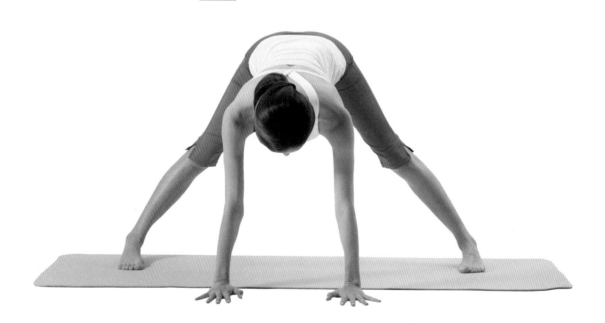

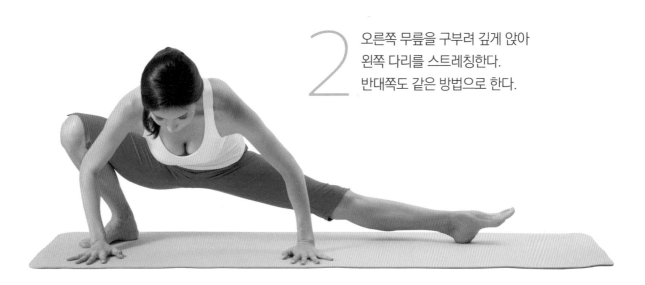

2 오른쪽 무릎을 구부려 깊게 앉아
왼쪽 다리를 스트레칭한다.
반대쪽도 같은 방법으로 한다.

― tip ―

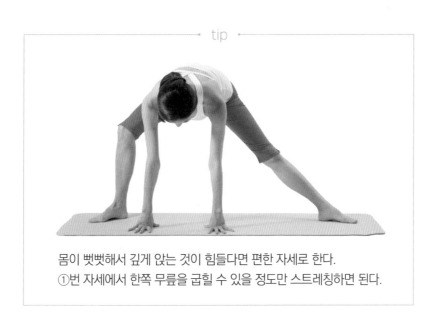

몸이 뻣뻣해서 깊게 앉는 것이 힘들다면 편한 자세로 한다.
①번 자세에서 한쪽 무릎을 굽힐 수 있을 정도만 스트레칭하면 된다.

런지

하체의 힘과 유연성을 길러주는 자세. 허벅지와 엉덩이를 탄력 있게 가꿔준다.
다리 늘이기(p.50) 동작에 이어 바로 하면 효과적이다.

1 양손으로 바닥을 짚어 중심을 잡은 뒤
오른발을 앞으로 당겨 무릎을 구부린다.

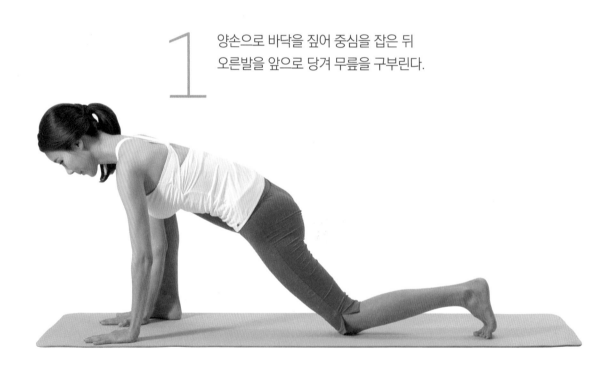

2 왼발을 뒤로 최대한 뻗어
오른쪽 무릎이 90도를 유지하게 자세를 취한다.
반대쪽도 같은 방법으로 한다.

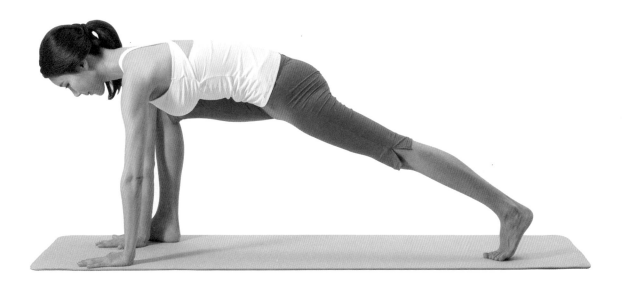

자세를 취해보고 힘들면 무릎을 바닥에 대고 자세를 유
지해도 좋다.

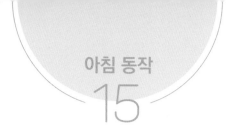

강아지 스트레칭

전신의 균형과 유연성을 길러주는 스트레칭.
내장의 기능을 자극해 변비를 개선하고 자궁의 위치를 바로잡아준다.

1 손과 발로 바닥을 짚고 엉덩이를 들어 올린다.
무릎과 상체를 펴서 준비 자세를 취한다.

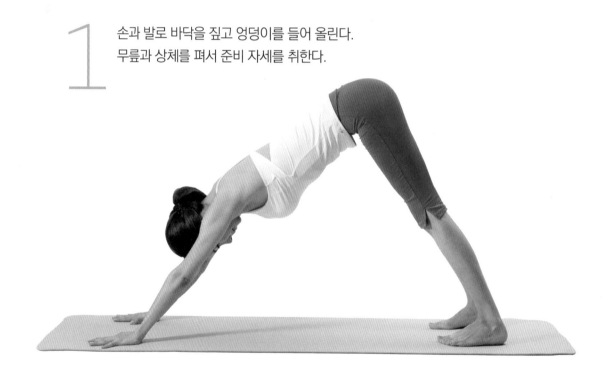

2 한쪽 무릎을 구부려 반대쪽 다리를 스트레칭한다.
양쪽 다리를 천천히 번갈아 스트레칭한다.

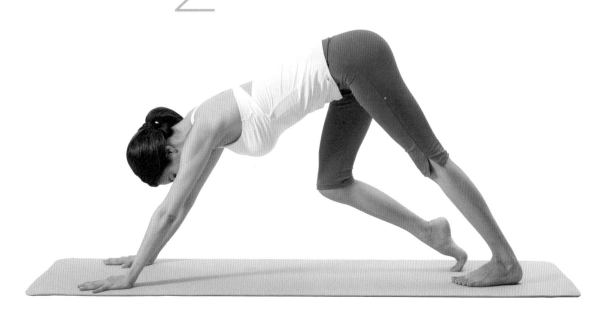

몸이 뻣뻣해 이 자세가 힘들다면 무릎을 살짝 구부려도
된다. 이때 허리는 쭉 펴야 한다.

허리 세우기

허리의 유연성과 엉덩이의 탄력을 길러주는 동작. 골반 위치를 바로잡는 효과도 있다.
한 번에 자세를 완성하기보다 점진적으로 상체를 들어 올려 바른 자세를 유지한다.

1 바닥에 엎드려 팔과 다리를 쭉 뻗는다.
엉덩이에 힘을 주어 자세를 준비한다.

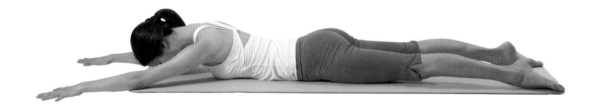

2 상체를 들어 올리고
허리에 무리가 가지 않도록
팔꿈치를 구부려 힘을 분산한다.

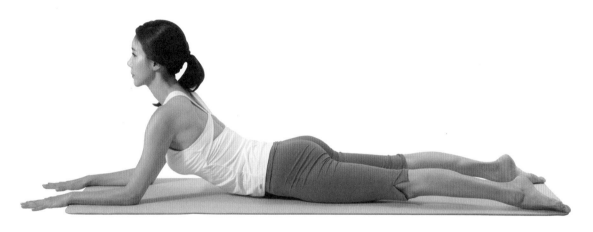

tip

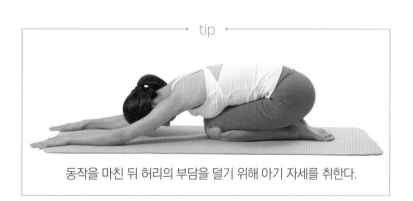

동작을 마친 뒤 허리의 부담을 덜기 위해 아기 자세를 취한다.

고양이 스트레칭

척추를 중심으로 허리와 등 근육을 유연하게 만드는 동작.
상체를 탄력 있게 가꾸고 균형 잡힌 몸매를 만들 수 있다.

1 양손과 무릎으로 바닥을 짚고
네발로 기어가는 자세를 취한다.

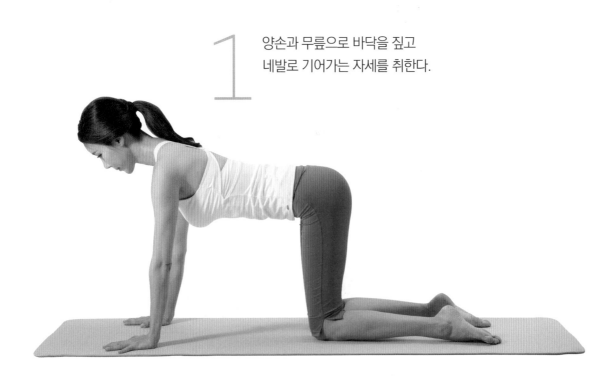

2 등을 둥글게 말아 올려
척추와 등 근육을 이완시킨다.

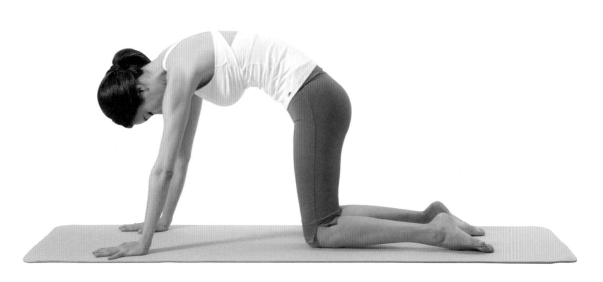

3 머리를 들어 올리면서
양손으로 바닥을 밀어내듯 팔을 뻗고
등 근육을 무리가 가지 않을 만큼 수축시킨다.

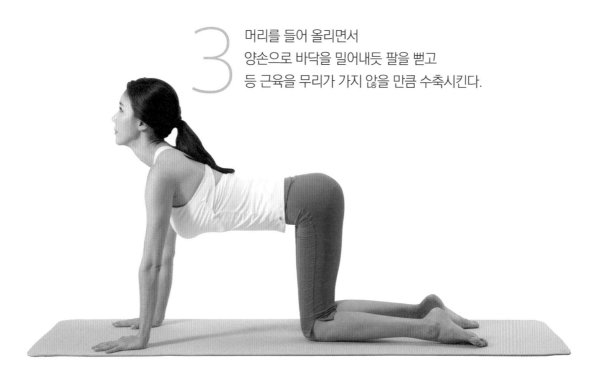

고관절 스트레칭

고관절과 대퇴부 근육을 자극해 하체의 순환을 돕고, 늘씬한 다리를 만들어준다.
오래 서있거나 앉아있는 직업을 가진 사람에게 더욱 필요한 동작이다.

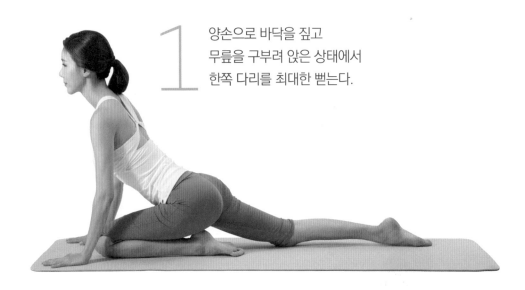

1
양손으로 바닥을 짚고
무릎을 구부려 앉은 상태에서
한쪽 다리를 최대한 뻗는다.

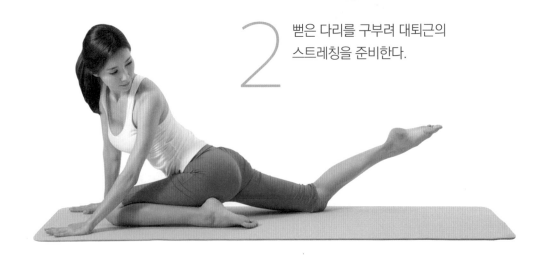

2
뻗은 다리를 구부려 대퇴근의
스트레칭을 준비한다.

3 반대편 손을 뻗어 스트레칭한 발을 잡는다.

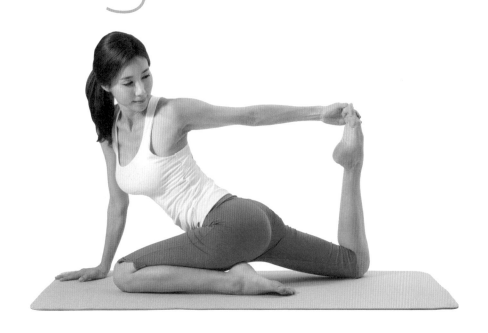

4 ③번 동작이 자연스럽게 된다면
손으로 발등을 누르면서 다리를 좀 더 구부려
고관절 주변을 스트레칭한다.
반대쪽도 같은 방법으로 한다.

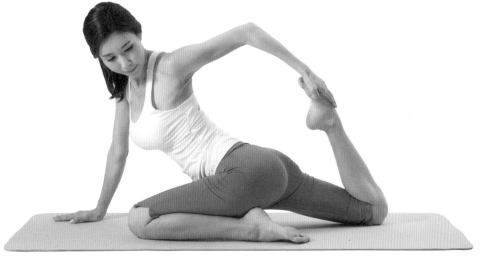

발목 스트레칭

자는 동안 이완된 발바닥 근육을 서서히 움직인다.
족저근막염이나 발바닥 통증이 있다면 아침에 발바닥과 발목 운동을 꼭 해야 한다.

1 한발로 중심을 잡고 서서 발과 발목을
한쪽씩 스트레칭한다.

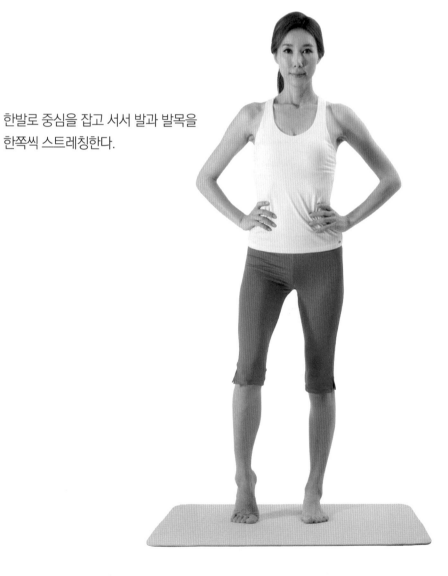

2 발가락을 구부려 발목을 운동한다.

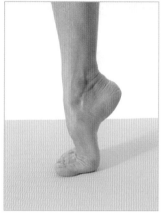 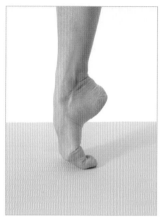

3 발뒤꿈치부터 발바닥까지
바닥에서 튕기듯이 디뎌 한쪽씩 이완시킨다.

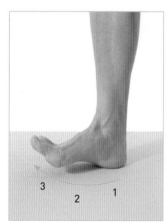 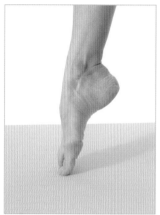

잠자는 동안 이완되어 힘이 없는 상태로 있다가 아침에
갑자기 과도하게 무게를 받게 되면 발과 발목 근육에
부담이 갈 수 있다. 갑자기 살이 찌거나, 발목에 무리가
가는 신을 신거나, 이른 아침 운동을 해야 한다면 꼭 해
야 할 동작이다.

발레 스트레칭

고관절을 움직여 다리와 엉덩이의 근육을 탄력 있게 만든다.
근육이 정렬되어 다리가 더욱 길고 날씬해 보이는 효과가 있다.

1 허리를 펴고 바르게 선다.
발뒤꿈치를 모아 다리에 힘을 준다.

2 한 다리로 균형을 잡고 반대쪽 발을
앞으로 뻗으며 최대한 힘을 주어
다리를 길게 늘인다.

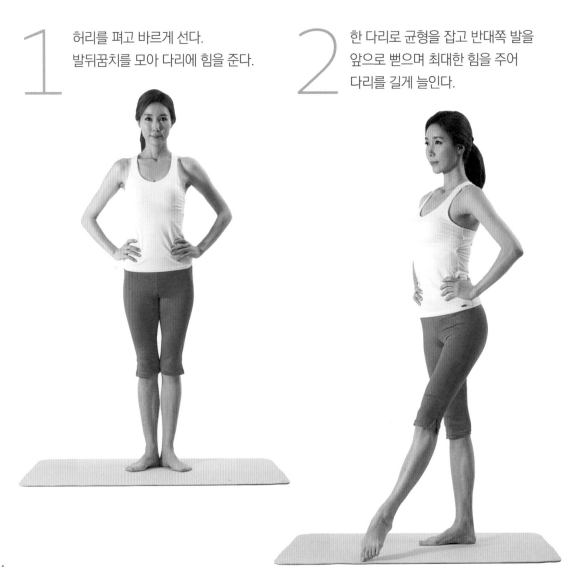

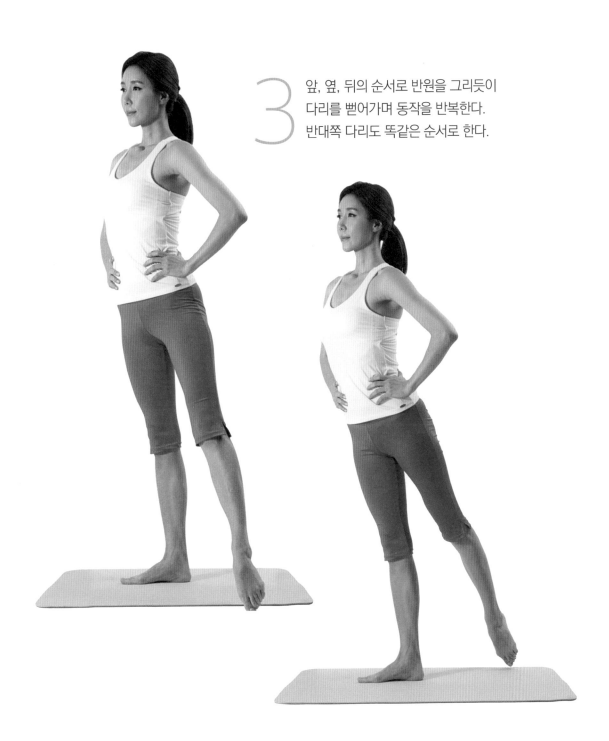

3 앞, 옆, 뒤의 순서로 반원을 그리듯이
다리를 뻗어가며 동작을 반복한다.
반대쪽 다리도 똑같은 순서로 한다.

활 자세

한발로 선 자세로 한쪽 발목을 잡을 수 있어야 동작을 시작할 수 있다.
균형감각과 집중력을 길러주는 동작이다.

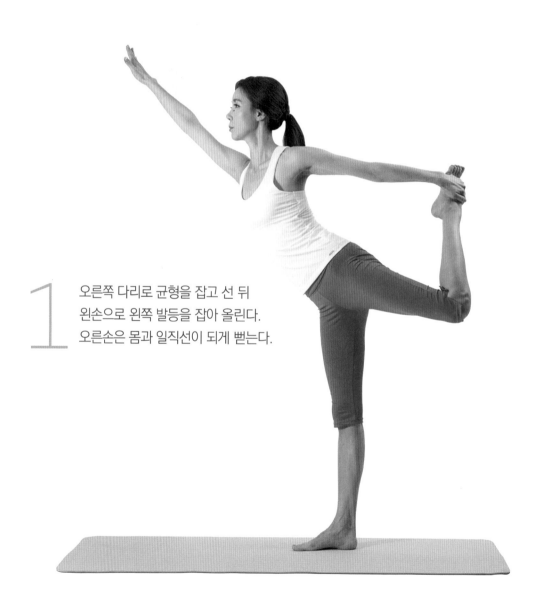

1 오른쪽 다리로 균형을 잡고 선 뒤
왼손으로 왼쪽 발등을 잡아 올린다.
오른손은 몸과 일직선이 되게 뻗는다.

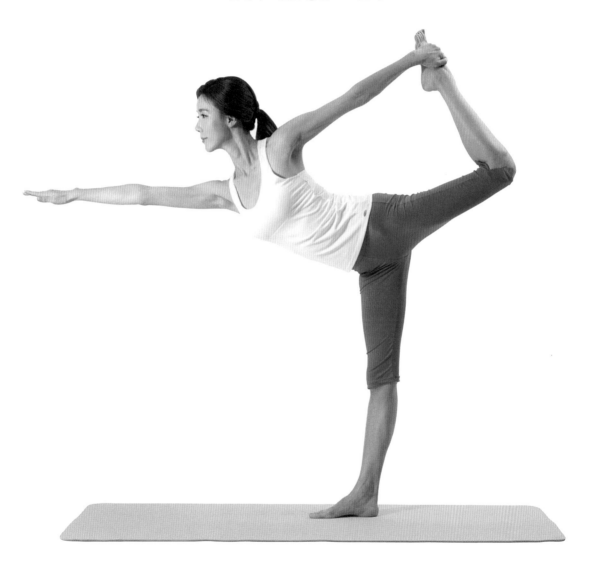

2 ①번 동작이 자연스럽게 된다면
상체를 앞으로 숙여 다리를 조금 더 당긴다.
오른손은 몸과 일직선 상태를 유지한다.
반대쪽도 같은 방법으로 한다.

발목이 잡히지 않거나 한발로 균형을 잡기가 어려울
경우에는 보다 기초적인 동작들을 연습한 뒤에 다음
동작으로 진행하는 것이 좋다.

22

반달 스트레칭

척추의 기립근을 세워 키가 커지는 효과가 있다.
평소 팔을 들어 운동하는 일이 없는 사람들에게 적극 추천하는 동작이다.

1 허리를 펴고 바르게 선다.

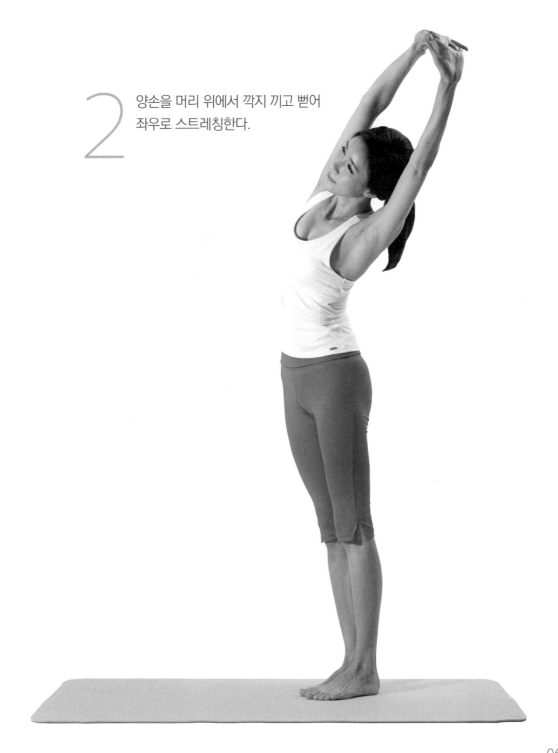

2 양손을 머리 위에서 깍지 끼고 뻗어
좌우로 스트레칭한다.

전신 비틀기

전신을 비트는 동작으로 척추와 복부 운동을 함께 한다.
복식호흡을 해서 복부의 군살을 제거하고 장을 움직여 쾌변을 유도한다.

1 양발을 어깨너비로 벌린 채 서서
양팔을 옆으로 뻗는다.

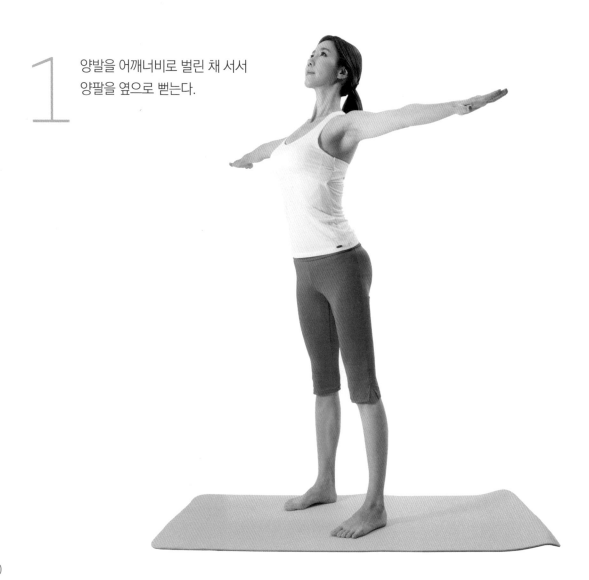

2 몸통을 서서히 좌우로 돌려
허리에 무리가 가지 않을 만큼 비튼다.

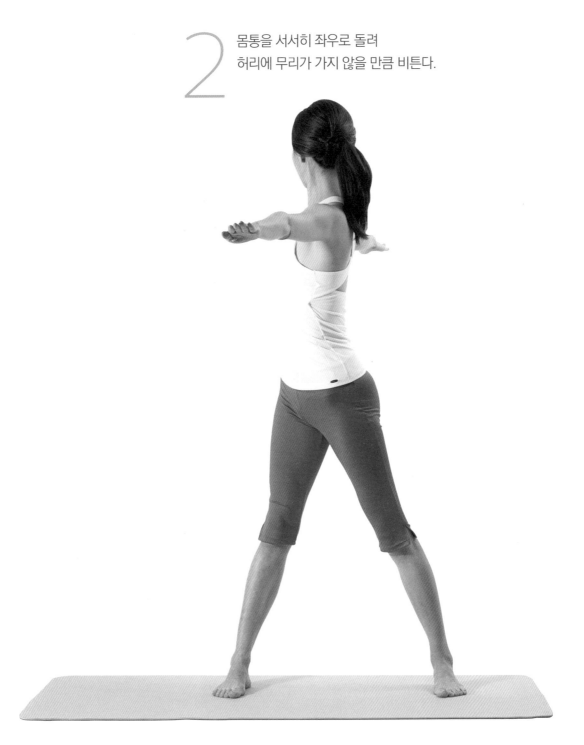

나무 자세

호흡을 안정시키고 균형감각을 길러주는 동작.
1번과 2번 자세는 비슷하므로 무리하지 말고 자신에게 맞는 범위의 자세를 취한다.

1 왼발로 균형을 잡고
오른발을 들어 왼발의 발등 위에 올린다.
양손은 가슴 앞에서 합장한다.

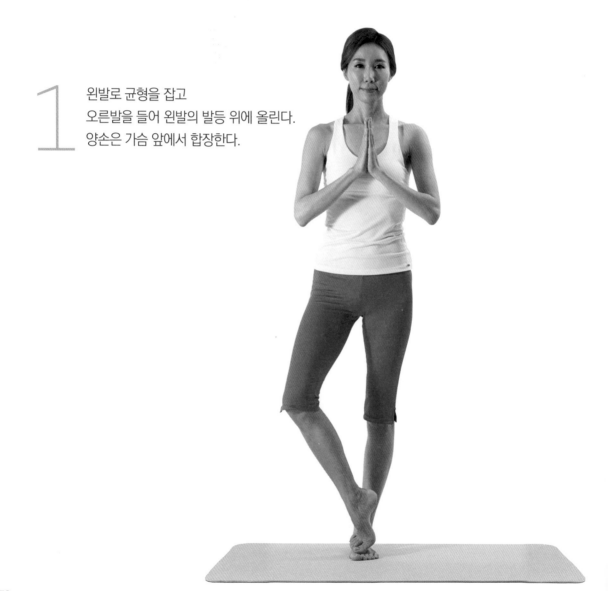

2 오른발을 왼쪽 다리의 허벅지에 고정한 뒤
균형을 잡는다. 완전히 균형이 잡히면
양손을 합장하거나 합장한 채로 위로 들어 올린다.
반대쪽도 같은 방법으로 한다.

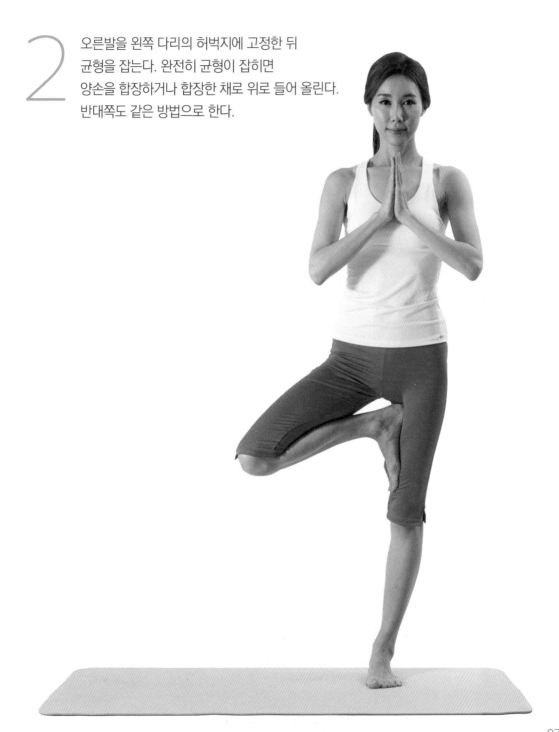

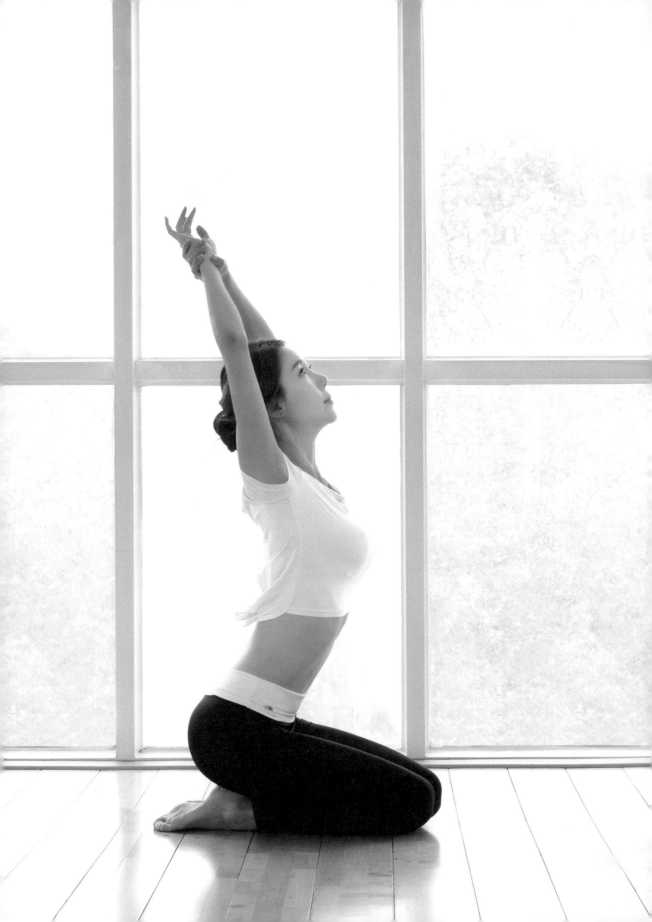

2

하루의 피로를 풀어주는
저녁 스트레칭

EVENING

저녁 스트레칭은 평온하게 하루를 마무리하도록 돕고 하루 종일 쌓인 스트레스를 날려준다. 틀어진 몸을 정돈하고 마음을 이완시켜주기도 한다. 단 5분이라도 저녁 스트레칭을 한 다음 잠자리에 들어보자. 숙면을 하게 돼 다음 날 아침 컨디션까지 좋아질 것이다.

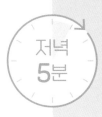

하루의 피로를 풀어주는 저녁 스트레칭

잠자리에 들기 전 꼭 해야 하는 동작으로 구성했다. 하루 일과를 정리하고 그날의 스트레스가 잠자리까지 이어지지 않도록 돕는 프로그램이다.

추 운동 양발을 어깨너비로 벌리고 상체를 숙인 다음 양팔을 늘어뜨린다. 손끝이 바닥에 닿지 않게 하면서 팔과 목을 움직여 풀어준다.
(상세 동작 p.94)

한발로 균형 잡기 양팔을 뻗은 상태에서 오른쪽 다리로 균형을 잡고 왼쪽 무릎을 직각으로 구부려 자세를 유지한다. 반대쪽도 한다.
(상세 동작 p.88)

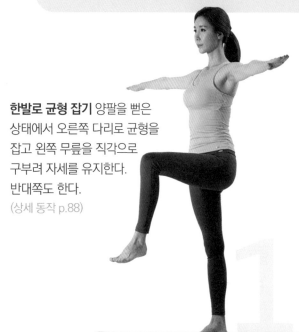

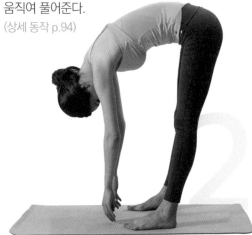

아기 고양이 무릎을 꿇고 발끝을 모은 다음 양손으로 무릎 안쪽을 짚는다. 상체를 스트레칭하며 손으로 바닥을 밀듯이 힘을 준다.
(상세 동작 p.100)

사이드 스트레칭 무릎을 꿇고 앉아 오른손으로 바닥을 짚고 왼쪽 손끝부터 발끝까지 최대한 스트레칭한다. 반대쪽도 한다. (상세 동작 p.96)

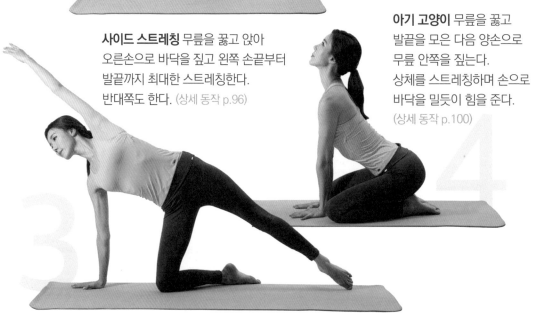

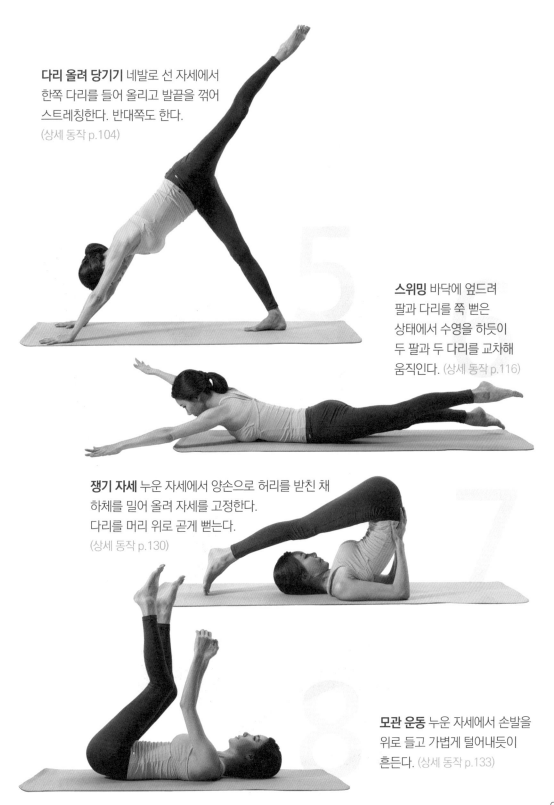

다리 올려 당기기 네발로 선 자세에서 한쪽 다리를 들어 올리고 발끝을 꺾어 스트레칭한다. 반대쪽도 한다.
(상세 동작 p.104)

스위밍 바닥에 엎드려 팔과 다리를 쭉 뻗은 상태에서 수영을 하듯이 두 팔과 두 다리를 교차해 움직인다. (상세 동작 p.116)

쟁기 자세 누운 자세에서 양손으로 허리를 받친 채 하체를 밀어 올려 자세를 고정한다. 다리를 머리 위로 곧게 뻗는다.
(상세 동작 p.130)

모관 운동 누운 자세에서 손발을 위로 들고 가볍게 털어내듯이 흔든다. (상세 동작 p.133)

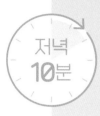

하루의 피로를 풀어주는 저녁 스트레칭

저녁 10분

마음을 정리하고 전신을 스트레칭한 뒤 운동으로 인한 각성이 생기지 않는 절제된 프로그램이다. 하루의 피로를 푸는 데 매우 효과적이다.

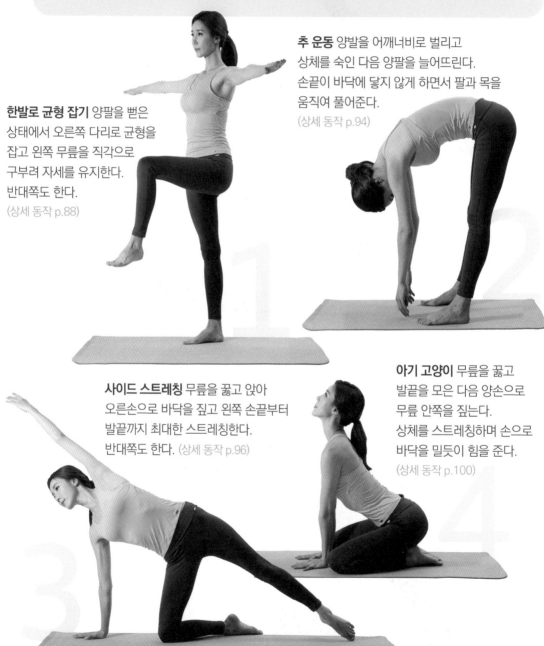

추 운동 양발을 어깨너비로 벌리고 상체를 숙인 다음 양팔을 늘어뜨린다. 손끝이 바닥에 닿지 않게 하면서 팔과 목을 움직여 풀어준다.
(상세 동작 p.94)

한발로 균형 잡기 양팔을 뻗은 상태에서 오른쪽 다리로 균형을 잡고 왼쪽 무릎을 직각으로 구부려 자세를 유지한다. 반대쪽도 한다.
(상세 동작 p.88)

아기 고양이 무릎을 꿇고 발끝을 모은 다음 양손으로 무릎 안쪽을 짚는다. 상체를 스트레칭하며 손으로 바닥을 밀듯이 힘을 준다.
(상세 동작 p.100)

사이드 스트레칭 무릎을 꿇고 앉아 오른손으로 바닥을 짚고 왼쪽 손끝부터 발끝까지 최대한 스트레칭한다. 반대쪽도 한다. (상세 동작 p.96)

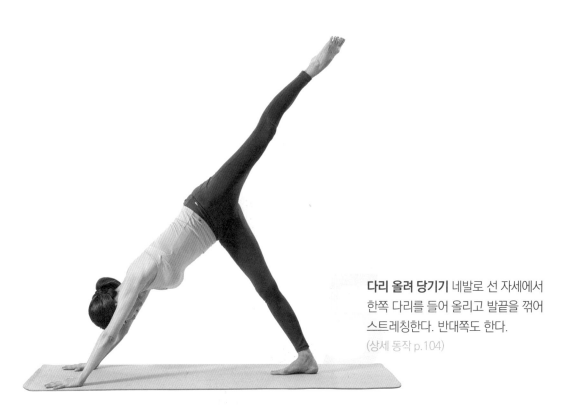

다리 올려 당기기 네발로 선 자세에서
한쪽 다리를 들어 올리고 발끝을 꺾어
스트레칭한다. 반대쪽도 한다.

(상세 동작 p.104)

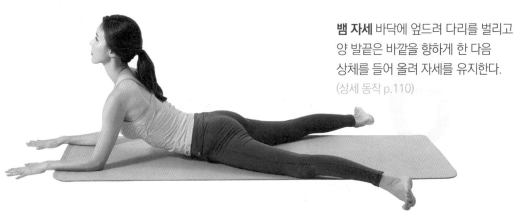

뱀 자세 바닥에 엎드려 다리를 벌리고
양 발끝은 바깥을 향하게 한 다음
상체를 들어 올려 자세를 유지한다.

(상세 동작 p.110)

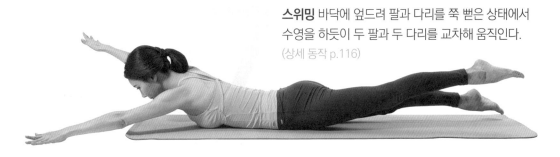

스위밍 바닥에 엎드려 팔과 다리를 쭉 뻗은 상태에서
수영을 하듯이 두 팔과 두 다리를 교차해 움직인다.

(상세 동작 p.116)

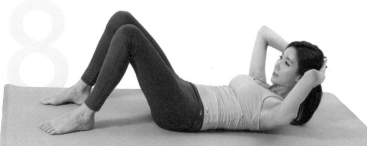

컬 업 무릎을 세우고 누워 양손을 머리 뒤로 깍지 낀다. 상체를 들어 올려 복부를 수축시킨 자세로 10초 이상 숨쉬기를 유지한다.
(상세 동작 p.118)

브리지 팔을 쭉 펴고 누워 어깨너비로 발을 벌리고 무릎을 세운다. 두 팔로 바닥을 짚으며 골반을 천천히 들어 올린다. (상세 동작 p.120)

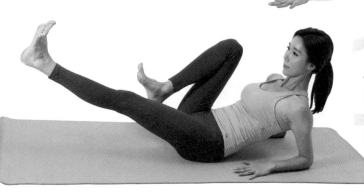

사이클링 복부의 힘으로 상체를 일으켜 팔꿈치로 고정하고 다리를 위로 뻗어 자전거 페달을 밟듯이 움직인다. (상세 동작 p.126)

누워서 비틀기 누운 상태에서 왼손으로 오른쪽 무릎을 잡고 몸통을 비틀어 스트레칭한다. 반대쪽도 한다.
(상세 동작 p.128)

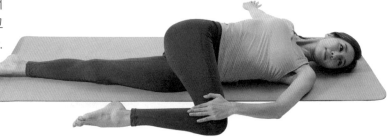

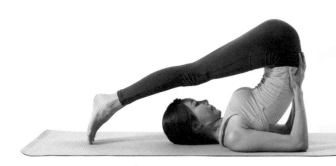

쟁기 자세 누운 자세에서 양손으로 허리를 받친 채 하체를 밀어 올려 자세를 고정한다. 다리를 머리 위로 곧게 뻗는다. (상세 동작 p.130)

모관 운동 누운 자세에서 손발을 위로 들고 가볍게 털어내듯이 흔든다.
(상세 동작 p.133)

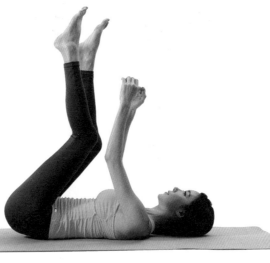

휴식 자세 편하게 누워 눈을 지그시 감고 숨을 크게 들이마셨다가 천천히 내쉰다. (상세 동작 p.134)

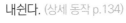
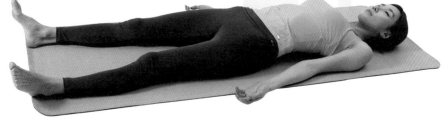

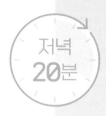

하루의 피로를 풀어주는 저녁 스트레칭

숙면을 돕고 아침의 컨디션도 가뿐하게 하는 프로그램이다. 잠자기
전 과한 운동은 숙면을 방해할 수 있으니 편안한 마음으로 한다.

한발로 균형 잡기 양팔을
뻗은 상태에서 오른쪽 다리로
균형을 잡고 왼쪽 무릎을
직각으로 구부려 자세를
유지한다.
반대쪽도 한다.
(상세 동작 p.88)

뒤로 합장해 상체 숙이기 양손을
등 뒤로 합장하고 양발을 앞뒤로
벌린 뒤 상체를 앞으로 숙인다.
발을 바꿔 반복한다. (상세 동작 p.90)

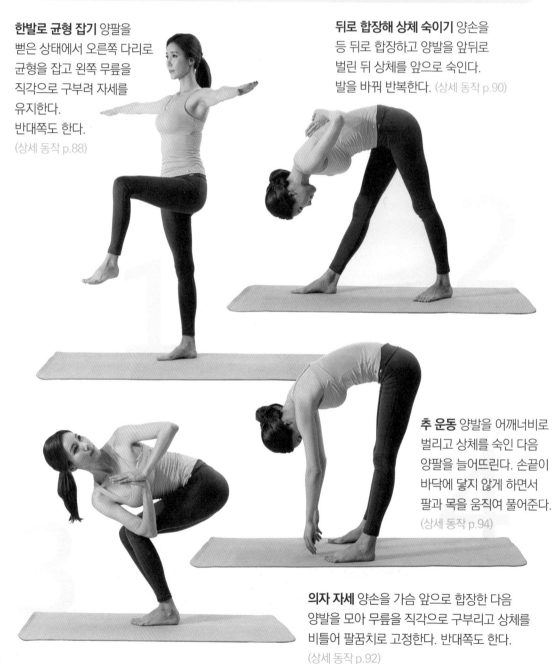

추 운동 양발을 어깨너비로
벌리고 상체를 숙인 다음
양팔을 늘어뜨린다. 손끝이
바닥에 닿지 않게 하면서
팔과 목을 움직여 풀어준다.
(상세 동작 p.94)

의자 자세 양손을 가슴 앞으로 합장한 다음
양발을 모아 무릎을 직각으로 구부리고 상체를
비틀어 팔꿈치로 고정한다. 반대쪽도 한다.
(상세 동작 p.92)

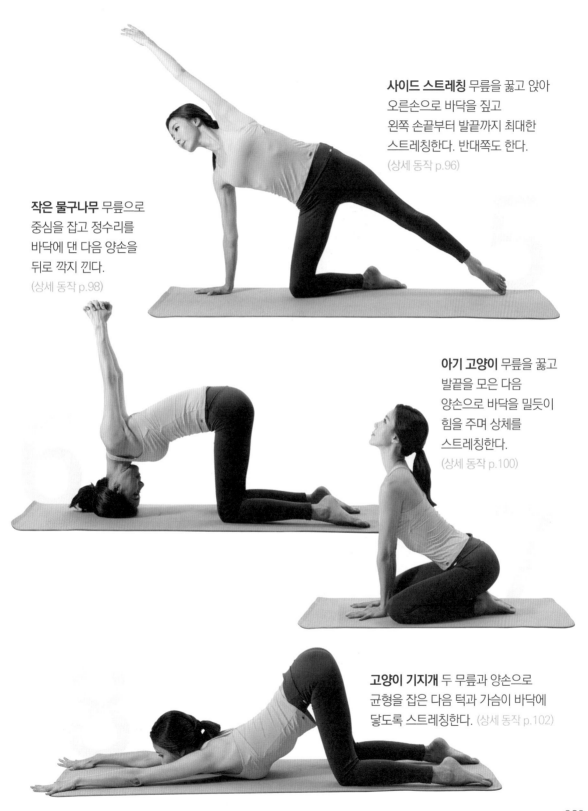

사이드 스트레칭 무릎을 꿇고 앉아
오른손으로 바닥을 짚고
왼쪽 손끝부터 발끝까지 최대한
스트레칭한다. 반대쪽도 한다.
(상세 동작 p.96)

작은 물구나무 무릎으로
중심을 잡고 정수리를
바닥에 댄 다음 양손을
뒤로 깍지 낀다.
(상세 동작 p.98)

아기 고양이 무릎을 꿇고
발끝을 모은 다음
양손으로 바닥을 밀듯이
힘을 주며 상체를
스트레칭한다.
(상세 동작 p.100)

고양이 기지개 두 무릎과 양손으로
균형을 잡은 다음 턱과 가슴이 바닥에
닿도록 스트레칭한다. (상세 동작 p.102)

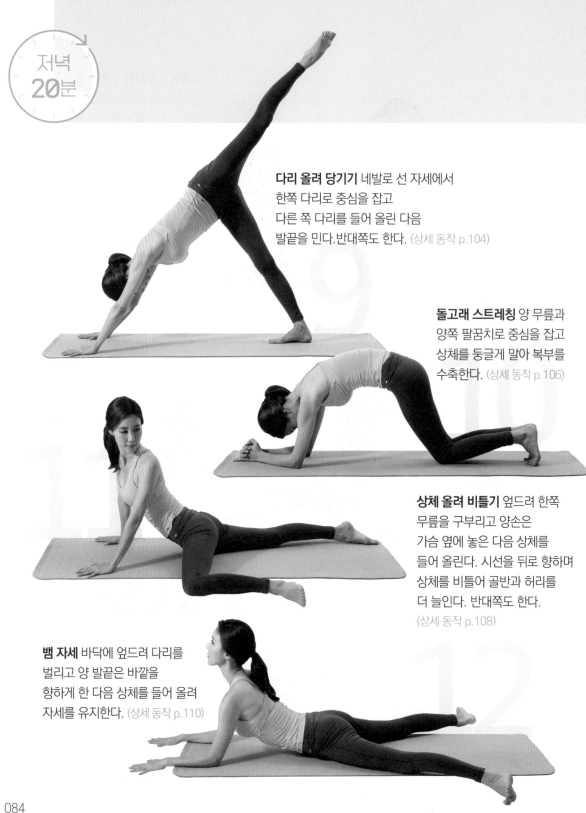

다리 올려 당기기 네발로 선 자세에서
한쪽 다리로 중심을 잡고
다른 쪽 다리를 들어 올린 다음
발끝을 민다. 반대쪽도 한다. (상세 동작 p.104)

돌고래 스트레칭 양 무릎과
양쪽 팔꿈치로 중심을 잡고
상체를 둥글게 말아 복부를
수축한다. (상세 동작 p.106)

상체 올려 비틀기 엎드려 한쪽
무릎을 구부리고 양손은
가슴 옆에 놓은 다음 상체를
들어 올린다. 시선을 뒤로 향하며
상체를 비틀어 골반과 허리를
더 늘인다. 반대쪽도 한다.
(상세 동작 p.108)

뱀 자세 바닥에 엎드려 다리를
벌리고 양 발끝은 바깥을
향하게 한 다음 상체를 들어 올려
자세를 유지한다. (상세 동작 p.110)

하루의 피로를 풀어주는 저녁 스트레칭

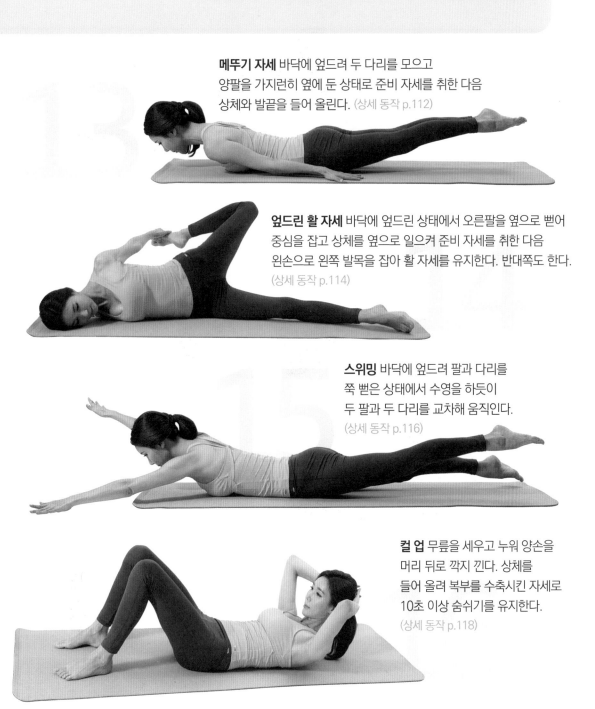

메뚜기 자세 바닥에 엎드려 두 다리를 모으고
양팔을 가지런히 옆에 둔 상태로 준비 자세를 취한 다음
상체와 발끝을 들어 올린다. (상세 동작 p.112)

엎드린 활 자세 바닥에 엎드린 상태에서 오른팔을 옆으로 뻗어
중심을 잡고 상체를 옆으로 일으켜 준비 자세를 취한 다음
왼손으로 왼쪽 발목을 잡아 활 자세를 유지한다. 반대쪽도 한다.
(상세 동작 p.114)

스위밍 바닥에 엎드려 팔과 다리를
쭉 뻗은 상태에서 수영을 하듯이
두 팔과 두 다리를 교차해 움직인다.
(상세 동작 p.116)

컬 업 무릎을 세우고 누워 양손을
머리 뒤로 깍지 낀다. 상체를
들어 올려 복부를 수축시킨 자세로
10초 이상 숨쉬기를 유지한다.
(상세 동작 p.118)

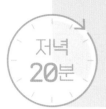

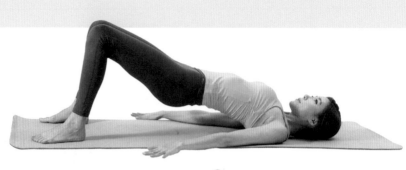

브리지 누운 자세에서
다리를 벌리고 무릎을
세운 뒤 골반을 들어 올린다.
(상세 동작 p.120)

가위 자세 누운 자세에서
다리를 위로 교차해 뻗은 뒤
상체를 들어 올려 이마가
무릎에 가까워지게 스트레칭한다.
반대쪽도 한다. (상세 동작 p.122)

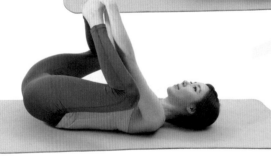

해피 베이비 누워서 양손으로
발끝을 잡아 가슴 앞으로
당긴 뒤 좌우로 움직인다.
(상세 동작 p.124)

사이클링 복부의 힘으로
상체를 일으켜 팔꿈치로 고정하고
다리를 위로 뻗어 자전거 페달을
밟듯이 움직인다. (상세 동작 p.126)

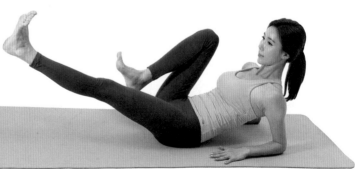

하루의 피로를 풀어주는 저녁 스트레칭

누워서 비틀기 누운 상태에서 왼손으로 오른쪽 무릎을 잡고 몸통을 비틀어 스트레칭한다. 반대쪽도 한다. (상세 동작 p.128)

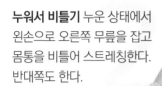

쟁기 자세 누운 자세에서 양손으로 허리를 받친 채 하체를 밀어 올려 자세를 고정한다. 다리를 머리 위로 곧게 뻗는다. (상세 동작 p.130)

모관 운동 누운 자세에서 손발을 위로 들고 가볍게 털어내듯이 흔든다. (상세 동작 p.133)

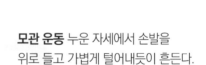

휴식 자세 편하게 누워 눈을 지그시 감고 숨을 크게 들이마셨다가 천천히 내쉰다. (상세 동작 p.134)

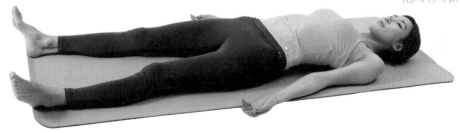

한발로 균형 잡기

평온하게 잠들기 위해서는 머리를 비우고 몸도 따뜻하게 해야 한다.
한발로 균형을 잡은 자세는 짧은 시간에 마음을 비우는 데 도움이 된다.

1 오른쪽 다리로 선 뒤 양팔을 옆으로 뻗어
몸의 균형을 잡는다.

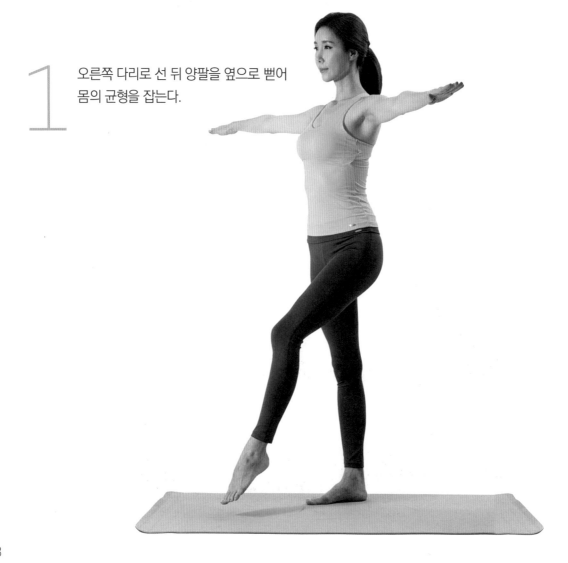

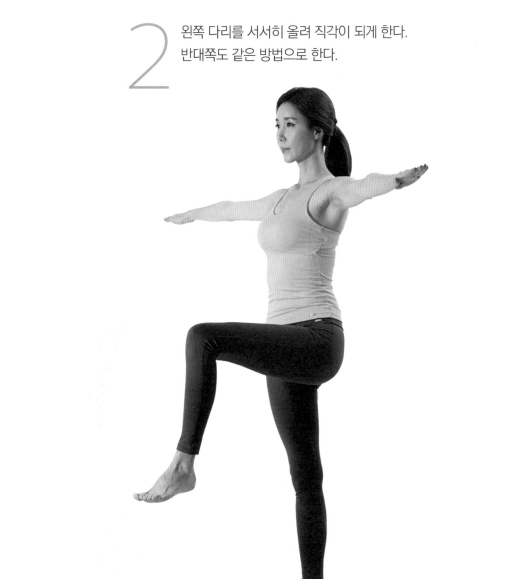

2 왼쪽 다리를 서서히 올려 직각이 되게 한다.
반대쪽도 같은 방법으로 한다.

서있는 동작을 취할 때는 눈을 감지 않는다. 집중하기
위해 눈을 감으면 넘어지거나 균형이 깨질 수 있다. 서
서 스트레칭할 때는 언제나 눈을 떠 한 곳을 응시한다.

뒤로 합장해 상체 숙이기

양손을 뒤로 보내면서 자연스럽게 가슴을 열어 폐활량을 크게 하고 답답한 가슴을 뚫어준다.
스트레스 해소에 좋고 허리와 다리를 시원하게 풀어주는 효과도 있다.

1 양다리를 앞뒤로 벌리고 선 뒤
양손을 등 뒤에서 합장하고 가슴을 활짝 연다.

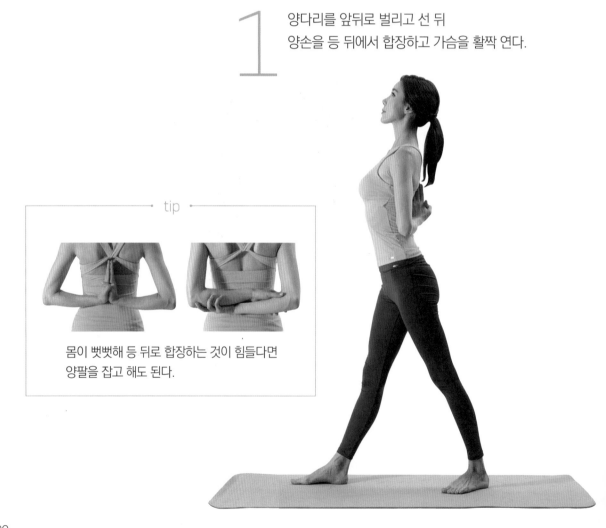

• tip •

몸이 뻣뻣해 등 뒤로 합장하는 것이 힘들다면
양팔을 잡고 해도 된다.

2 상체를 앞으로 숙여 다리와 허리가 이완되게 한다.
발을 바꿔 반복한다.

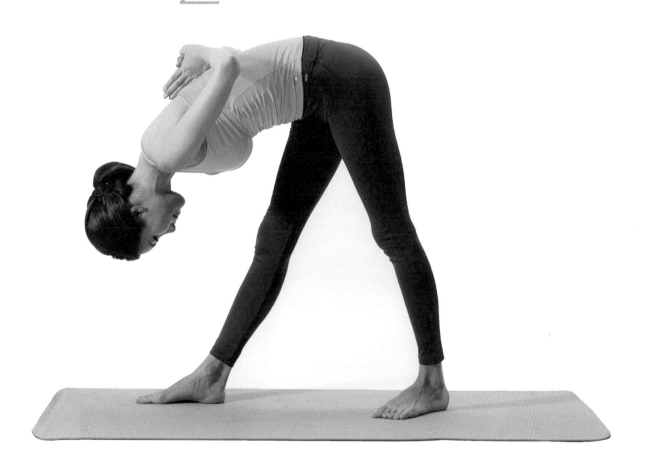

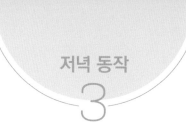

저녁 동작

3

의자 자세

하루 종일 앉아있다 보면 배와 허리에 힘이 빠지고 탄력이 떨어진다.
이 동작은 하체 근육과 관절을 튼튼히 하고 복부 비만을 해소하는 데 도움이 된다.

1 양발을 모아 바르게 서고 양손을 합장해
  가슴 앞에 놓는다.

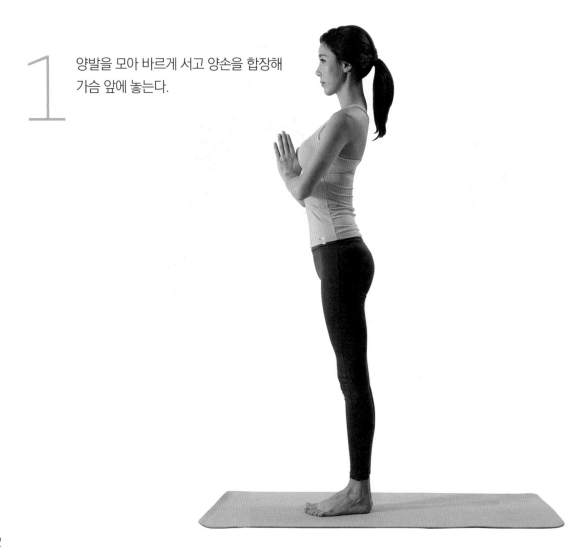

2 무릎을 구부려
복부와 허벅지가 닿게
자세를 낮춘다.

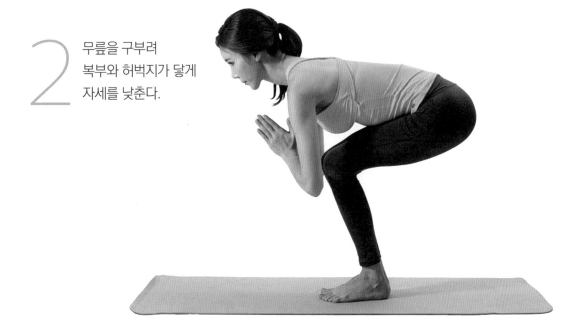

3 ②번 동작이 자연스럽게 된다면
상체를 서서히 비튼다.
반대쪽도 같은 방법으로 한다.

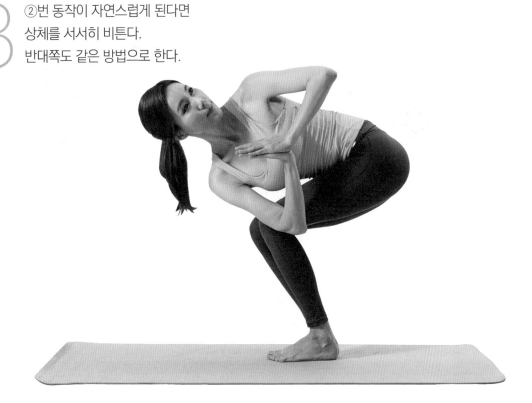

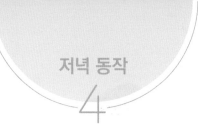

추 운동

척추를 롤다운하면서 이완시키는 상체 이완 운동이다.
상체를 천천히 바닥으로 늘어뜨리면서 팔과 머리의 무게로 상체의 근육을 부드럽게 풀어준다.

1 양발을 어깨너비로 벌리고
척추를 동그랗게 구부린 자세로
양팔을 늘어뜨린다.

tip

허리에 힘이 부족하거나 유연성이 떨어진다면
롤다운 동작이 힘들 수도 있다.
양팔을 다리에 의지해서 천천히 내려가면
좀 더 쉽게 동작을 할 수 있다.

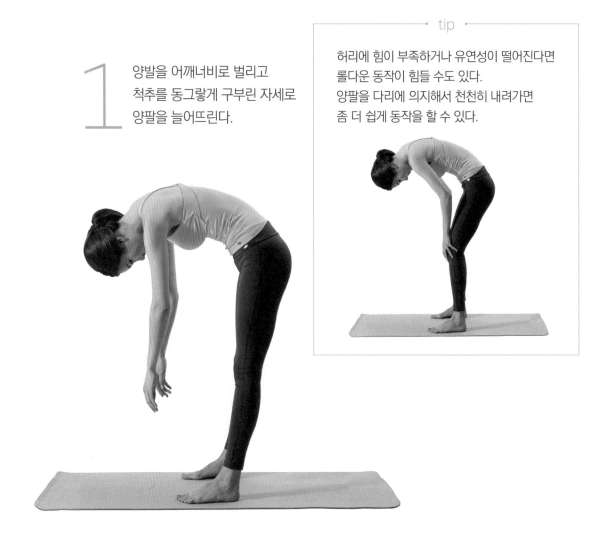

2 상체를 숙여 손끝이 바닥에 닿지 않을 만큼 내린 상태에서
고개를 전후좌우로 움직여 목을 풀어주고
팔을 시계방향과 반대방향으로 움직여 어깨를 푼다.

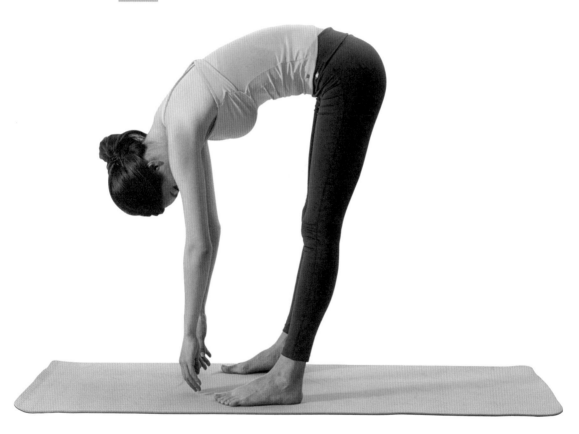

동작이 끝나고 상체를 급하게 일으키면 척추 부상의 위
험이 있다. 서서히 제자리로 돌아오거나 양손으로 바닥
을 짚고 다음 동작을 하면 안전하다.

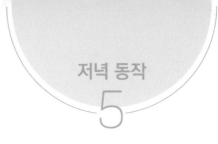

사이드 스트레칭

전신의 옆면을 이완시키는 동작으로 아름다운 몸매와 전신의 근력을 기를 수 있다.
가슴을 활짝 열어 호흡을 크게 하고 기지개를 켜듯 전신을 스트레칭한다.

1 무릎을 꿇고 앉는다. 발등이나 발목이 아프다면
푹신하게 수건을 깔아도 된다.

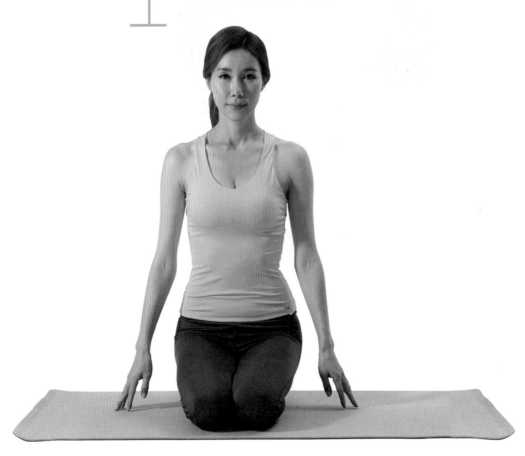

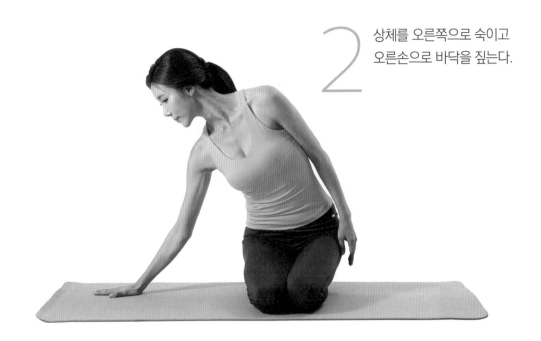

2 상체를 오른쪽으로 숙이고
오른손으로 바닥을 짚는다.

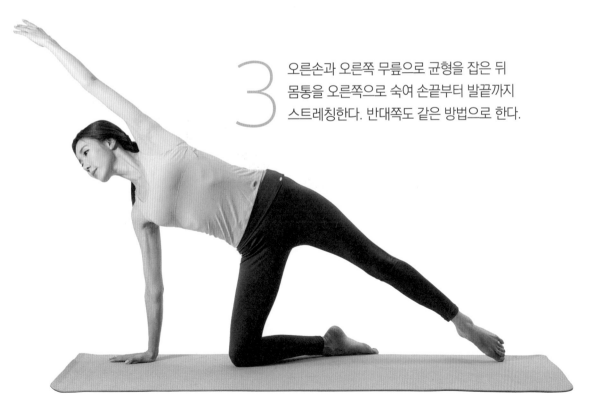

3 오른손과 오른쪽 무릎으로 균형을 잡은 뒤
몸통을 오른쪽으로 숙여 손끝부터 발끝까지
스트레칭한다. 반대쪽도 같은 방법으로 한다.

작은 물구나무

중력에 반대되는 동작은 전신에 이롭다. 비염, 불면증, 두통이 있는 사람은
머리를 심장보다 아래로 향하게 해 혈액순환을 원활하게 만들면 좋다.

1 무릎을 꿇고 양손으로 균형을 잡은 뒤
머리를 숙여 준비 자세를 취한다.

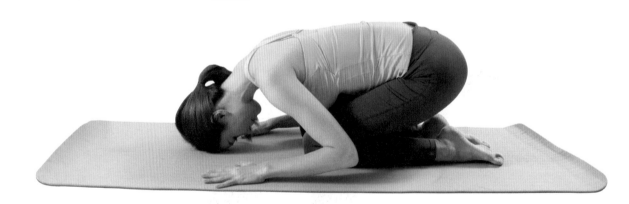

2 정수리와 양 무릎으로 중심을 잡고
양손을 뒤로 모아 자세를 유지한다.

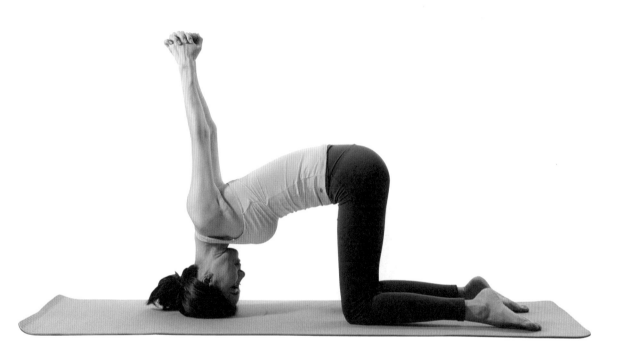

혈압이 높거나 디스크 증상이 있다면 의사와 상의한 뒤
동작을 한다. 무리한 운동은 숙면에 방해가 될 수 있으
니 짧은 시간에 간단하게 동작을 하고 꾸준히 실천하는
것이 중요하다.

아기 고양이

어깨와 등에 쌓인 피로를 풀어주고 척추의 건강을 돕는 자세.
잠들기 전에는 과한 운동 대신 작고 부드러운 자세로 몸과 마음을 이완시키는 것이 중요하다.

1 무릎을 꿇고 앉아 발끝을 모은다.
양손은 무릎 사이의 중앙에 놓는다.
숨을 들이마시면서 손바닥으로 바닥을 밀어
상체를 스트레칭한다.

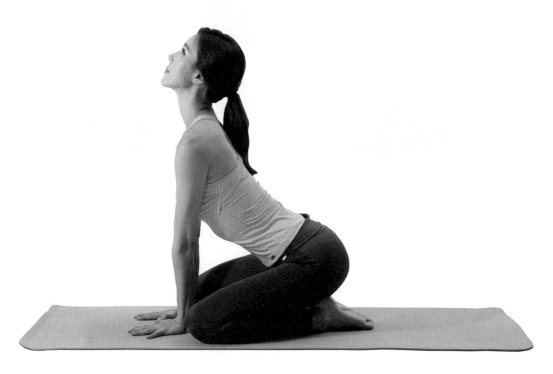

2 숨을 내쉬면서 상체를 둥글게 말아
허리가 이완되는 것을 느낀다.
이때 시선은 복부를 본다.

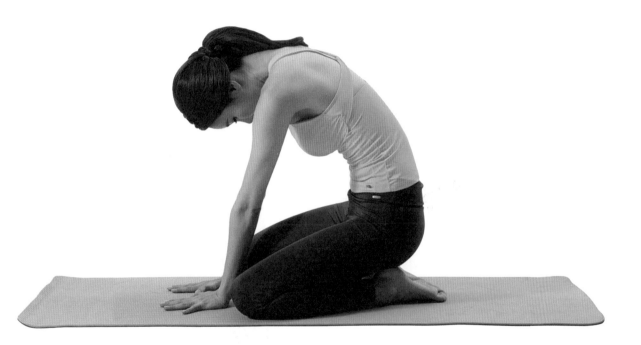

아기 고양이 자세는 다양한 방법으로 할 수 있다. 척추
의 움직임에 집중해 여러 동작들을 창의적으로 해보는
것도 좋다.

고양이 기지개

전신의 피로를 풀고 장부의 위치가 바로 잡히도록 도와주는 동작이다.
여성에게는 자궁과 골반의 위치를 바로잡는 효과도 있다.

1 양손과 무릎을 바닥에 대고 엎드려
준비 자세를 취한다.

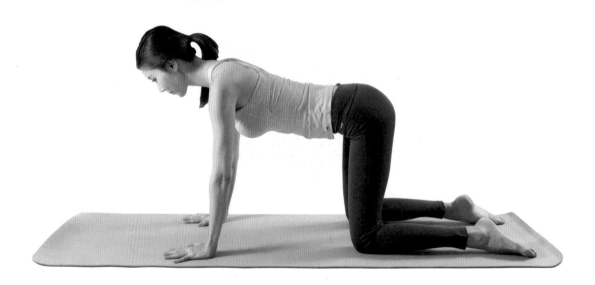

2 손바닥을 앞으로 쭉 뻗어
양팔에 균형을 싣는다.

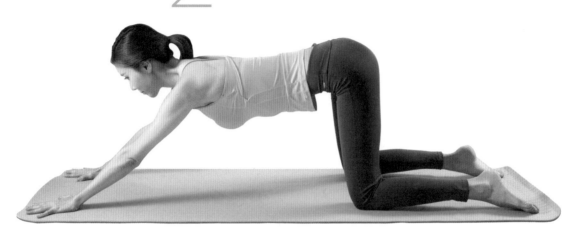

3 양손과 무릎으로 균형을 잡고
팔은 앞으로, 엉덩이는 뒤로 밀며 턱과 가슴이
바닥에 닿도록 스트레칭한다.

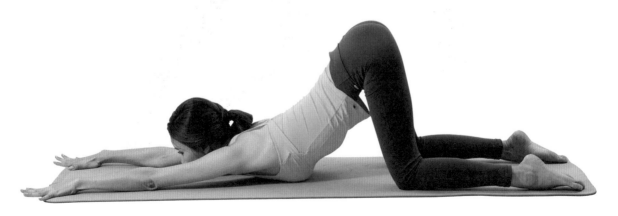

다리 올려 당기기

네발로 선 채 한쪽 다리를 들어 올려 전신의 혈액순환을 유도하는 동작이다.
다리를 밀고 당기면서 다리의 혈액순환이 잘 되어 하체가 가벼워지는 것을 느낄 수 있다.

1 네발로 선 자세에서 가볍게 걷듯이 움직이며
종아리를 풀어준다.

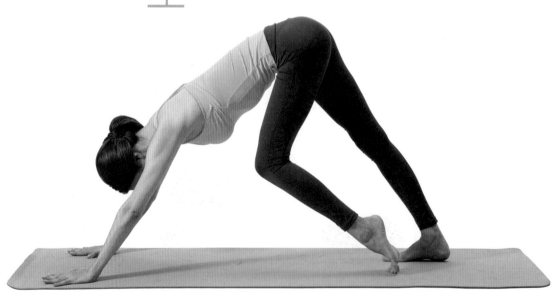

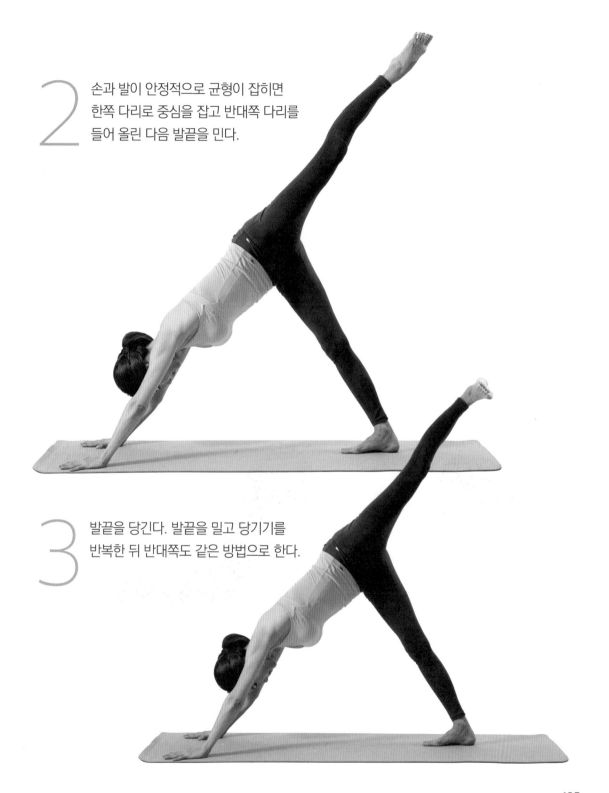

2 손과 발이 안정적으로 균형이 잡히면
한쪽 다리로 중심을 잡고 반대쪽 다리를
들어 올린 다음 발끝을 민다.

3 발끝을 당긴다. 발끝을 밀고 당기기를
반복한 뒤 반대쪽도 같은 방법으로 한다.

돌고래 스트레칭

상체의 힘과 복부의 근력, 허리의 유연성을 길러주는 동작.
잠들기 전 간단히 균형을 맞추는 동작만으로도 균형 잡힌 신체를 만들 수 있다.

1 팔꿈치와 무릎으로 중심을 잡고
양손은 깍지를 낀다. 무릎과 팔의 간격을
적당히 유지한다.

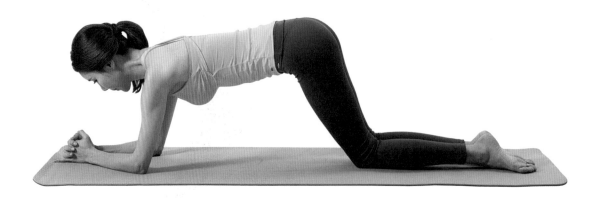

2 상체를 둥글게 말아 복부를 수축시키고
허리를 늘인다.

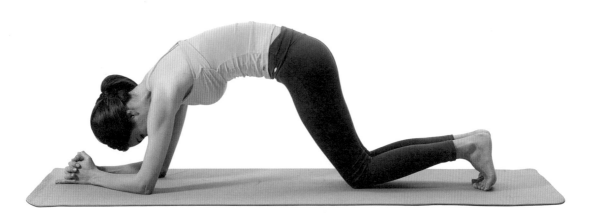

3 복부와 허리에 힘이 단단히 들어가도록
상체를 앞으로 민다.

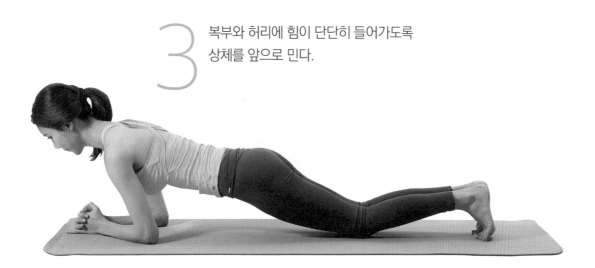

상체 올려 비틀기

하체를 많이 사용하거나 허리를 구부린 채 오랜 시간 앉아서 일하는 사람들에게
필요한 동작이다. 골반의 위치를 맞추고 고관절과 허리를 유연하게 한다.

1 엎드린 자세에서 한쪽 무릎을 구부리고
양손은 가슴 옆에 놓는다.

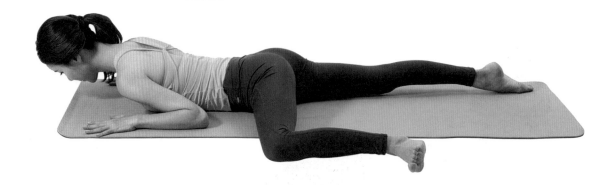

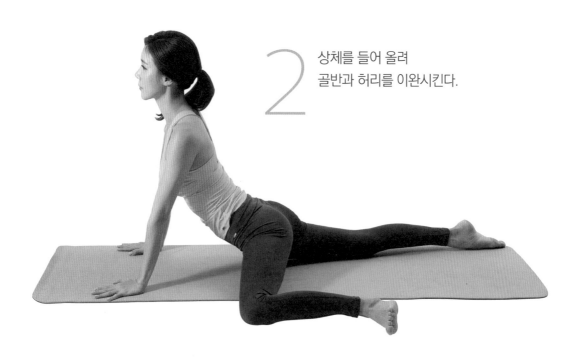

2 상체를 들어 올려
골반과 허리를 이완시킨다.

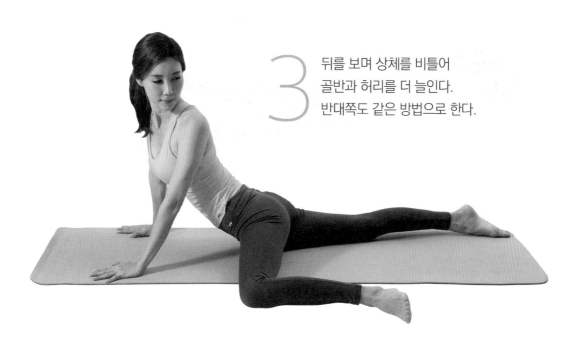

3 뒤를 보며 상체를 비틀어
골반과 허리를 더 늘인다.
반대쪽도 같은 방법으로 한다.

뱀 자세

양쪽 다리와 골반의 위치를 맞추고 허리를 유연하게 하는 동작.
전신의 근육을 사용해 아름다운 몸매와 신체의 탄력을 유지할 수 있다.

1 바닥에 엎드린 자세에서 양다리의 간격을 넓히고
발끝은 양쪽 바깥을 향하게 한다.

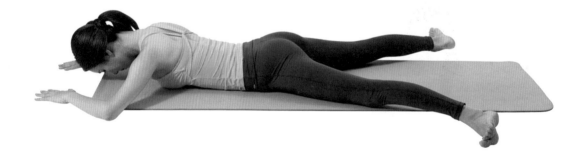

2

상체를 들어 올리며 엉덩이를 조인다.
다리는 곧게 뻗은 자세를 유지한다.

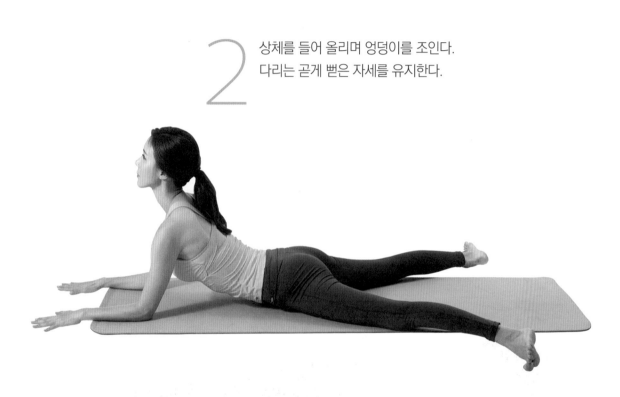

다리의 모양과 벌리는 각도에 따라 난이도가 다르다.
상체를 자연스럽게 들어 올리고 복부를 수축시켜 배꼽
이 바닥에 닿지 않게 해야 허리 부상을 막을 수 있다.

메뚜기 자세

허리의 힘을 요하는 동작이다. 집중력과 인내력을 향상시키며
전신 뒷면과 심장 주변의 근육을 튼튼하게 단련시킨다.

1 두 다리를 쭉 펴고 양손은 이마에 대고 엎드려
   준비 자세를 취한다.

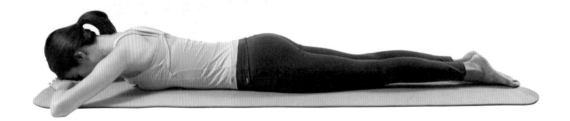

2 팔은 옆으로 가지런히 뻗어 손바닥으로
바닥을 짚은 상태에서 상체와 다리를 들어 올려
척추기립근의 힘을 기른다.

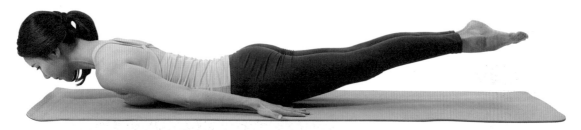

이마에서부터 발끝까지 몸이 바르게 정렬되어야 한다.
손바닥으로 몸의 균형을 확인하는 것도 좋다.

엎드린 활 자세

어깨와 가슴, 허리와 다리를 유연하게 하는 동작. 무리하지 않을 만큼 동작을 하면
신체가 적당히 이완되어 기분 좋게 잠자리에 들 수 있다.

1 바닥에 엎드린 상태에서
양팔을 옆으로 뻗는다.

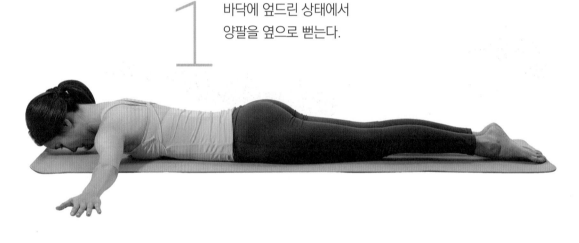

2 왼쪽 다리를 들어 올린다.

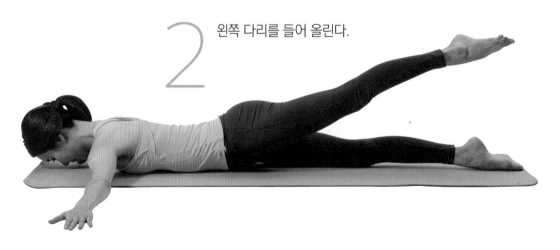

3 들어 올린 왼쪽 다리를 최대한 뒤로 내려놓아
옆으로 누운 자세를 유지한다.

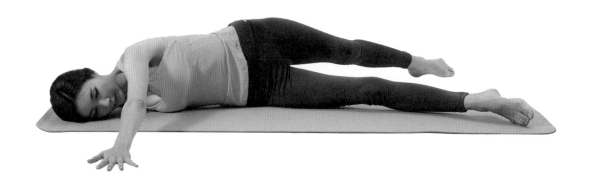

4 뒤로 뻗은 오른팔과 오른쪽 다리로 중심을 잡고,
들어 올린 왼손으로 왼쪽 발목을 잡아 활 자세를
유지한다. 반대쪽도 같은 방법으로 한다.

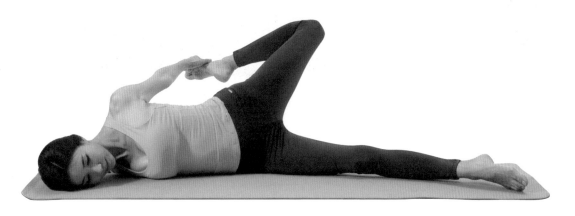

다리가 잡히지 않거나 허리 또는 무릎의 통증이 있을
경우에는 이 동작은 하지 않아도 좋다.

스위밍

허리의 힘을 기르는 동작으로 성장기 어린이나 틀어진 자세로 오랜 시간 일하는 직장인에게
좋다. 평소 무거운 물건을 많이 드는 사람에게 꼭 필요한 동작이다.

1 팔과 다리를 쭉 펴고 엎드려
준비 자세를 취한다.

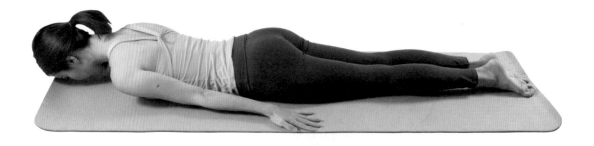

2 팔과 다리를 쭉 뻗은 상태에서 수영을 하듯이
두 팔과 두 다리를 교차해 움직인다.
10회 이상 반복한다.

팔을 뻗었을 때 어깨가 수축되지 않게 주의한다. 팔의
위치가 어색하거나 어렵다면 각도를 더 넓게 뻗거나 옆
으로 뻗어도 된다.

컬 업

신체의 중심 근육을 이용해 틀어진 몸을 정렬하고 바른 자세를 만든다.
복부의 근육을 단련해 뱃살을 빼고 탄력 있는 배를 만들 수 있다.

1 무릎을 세우고 바닥에 누운 다음
두 손을 깍지 껴 머리 뒤에 놓는다.

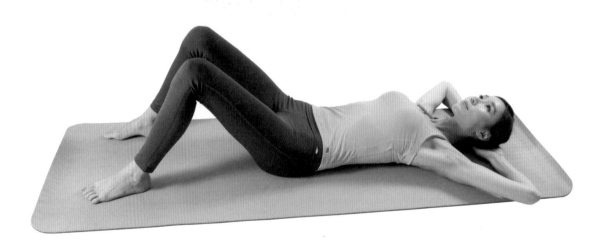

2

상체를 들어 올려 복부를 수축시킨다.
자연스러운 호흡과 함께 자세를 10초 이상
유지한다. 10회 반복하면 좋다.

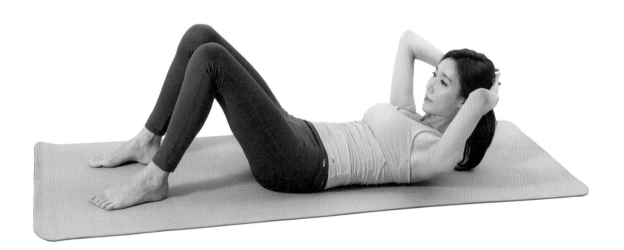

빨리 여러 번 반복하기보다 10초씩 버티기를 10번 반복
하는 것이 더 효과적이다.

브리지

척추와 골반의 균형을 잡아주고 다리와 엉덩이를 탄력 있게 만드는 동작.
횟수보다는 바른 자세로 오랜 시간 유지하는 것이 더 효과적이다.

1   팔과 다리를 쭉 펴고 누워 준비 자세를 취한다.

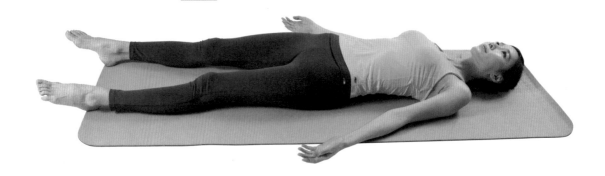

2 발을 어깨너비로 벌리고 무릎을 세운 다음
두 팔로 바닥을 짚으며 골반을 천천히 들어 올린다.

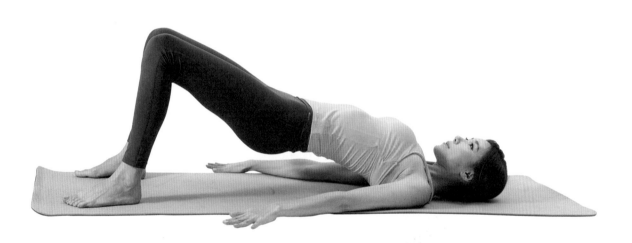

허리와 등, 다리, 엉덩이에 고루 힘이 들어가는 것을 느
끼면서 자세를 유지하면 좋다.

가위 자세

다리를 곧고 유연하게 만드는 동작이다. 복부의 힘으로 자세를 유지하게 되므로
복부 근육을 탄탄하게 하는 효과도 있다.

1 무릎을 세우고 누운 자세에서 상체를 일으켜
왼쪽 무릎을 끌어당긴다.

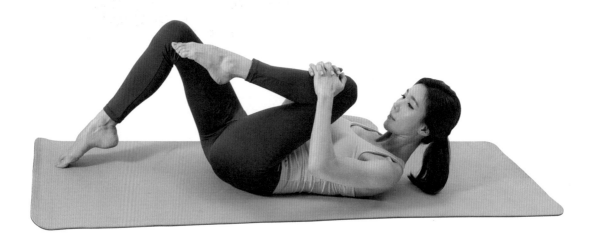

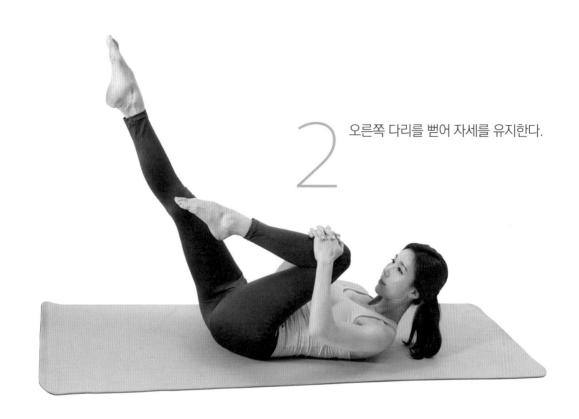

2 오른쪽 다리를 뻗어 자세를 유지한다.

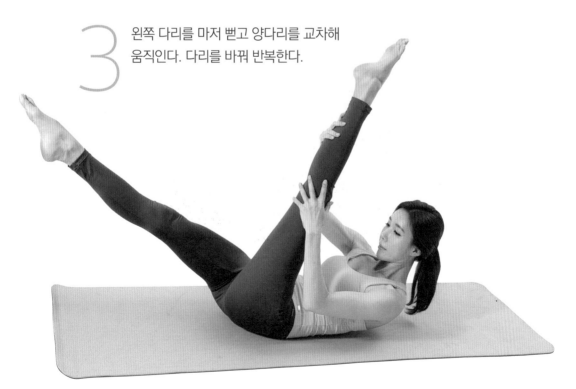

3 왼쪽 다리를 마저 뻗고 양다리를 교차해
움직인다. 다리를 바꿔 반복한다.

해피 베이비

아기가 발을 잡고 노는 모습에서 유래된 동작이다. 온몸의 피로를 풀어주고
골반과 척추의 균형을 향상시키며 심신의 안정을 돕는 효과가 있다.

1 바닥에 누워 다리를 들어 올린 뒤
양손으로 발끝을 잡아 가슴 앞으로 끌어당긴다.

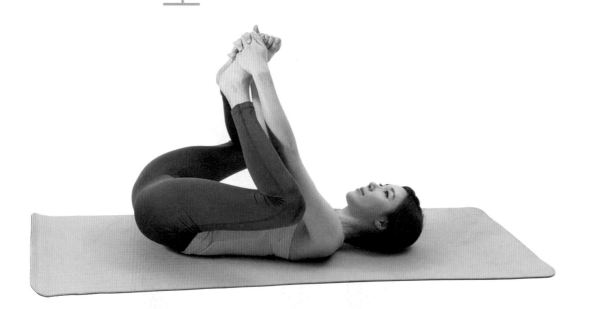

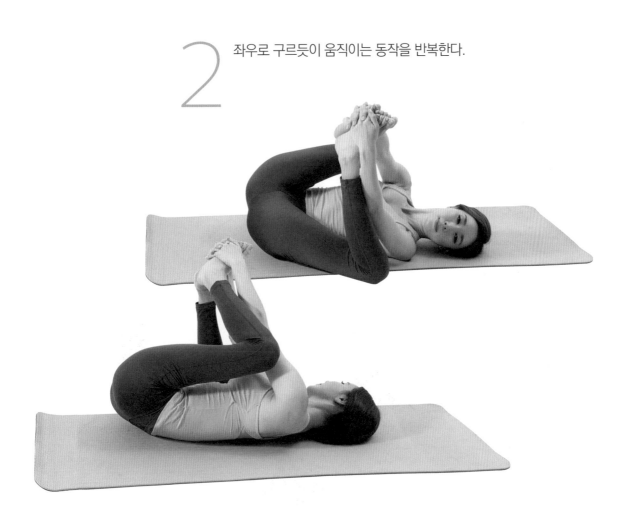

2 좌우로 구르듯이 움직이는 동작을 반복한다.

허리와 골반 또는 허벅지가 유연하지 않아 동작이 불편
하다면 푹신한 침대나 타월을 이용해 동작을 한다.

사이클링

자전거 페달을 밟듯이 거꾸로 누운 자세에서 하는 이 동작은 하체의 부종을 예방하고
다리를 날씬하게 만드는 효과가 있다.

1 상체를 반쯤 일으켜 팔꿈치로 몸을 지탱한다.

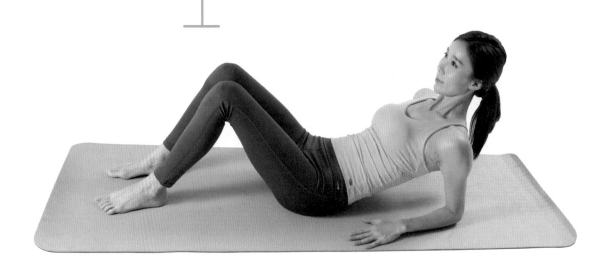

2 한쪽 다리를 쭉 펴고 다음 자세를 준비한다.

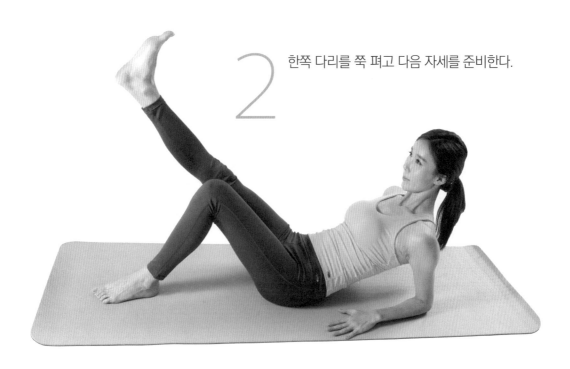

3 다리를 구부려 자전거 페달을 밟듯이
다리를 움직인다.

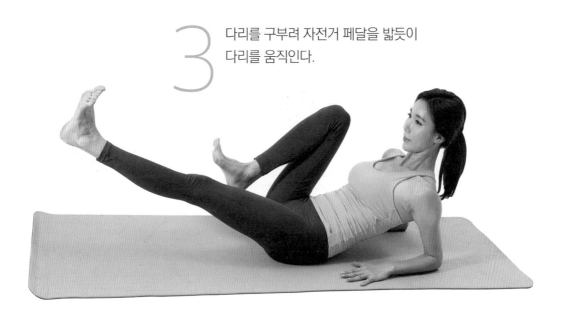

복부에 힘을 주고 다리를 교차하듯이 움직이면서 근육
의 움직임에 집중한다.

누워서 비틀기

허리의 피로를 풀어주며 전신을 나른하게 이완시키는 동작이다.
비튼 자세에서 자신의 깊은 호흡에 집중하고 서서히 몸이 이완되는 것을 느껴본다.

1 누워서 오른쪽 무릎을 세우고 왼손으로
무릎을 당겨 비틀기 자세를 준비한다.

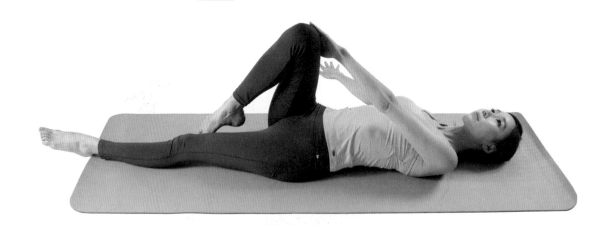

2 왼손으로 무릎을 당겨 몸통을 비틀고
자연스러운 복식호흡을 반복한다.
반대쪽도 같은 방법으로 한다.

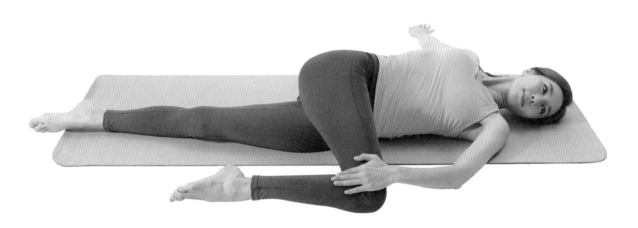

몸을 비트는 자세에서 뚝 부러지는 소리가 날 정도로
관절에 힘을 주면 몸에 무리가 갈 수 있으니 주의한다.
힘을 주지 않아도 자꾸 소리가 난다면 비트는 정도를
조절한다.

쟁기 자세

스트레스를 완화하고 피로를 해소하며 불면증을 개선한다.
다소 강도가 있는 동작이므로 허리의 유연성이 좋고 복부에 힘이 있는 사람이 하는 것이 좋다.

1 누운 자세에서 양손으로 다리를 잡고 몸을 웅크린다.
머리는 살짝 든다(이 자세에서 움직일 수 있는지,
호흡이 가능한지 확인해본다).

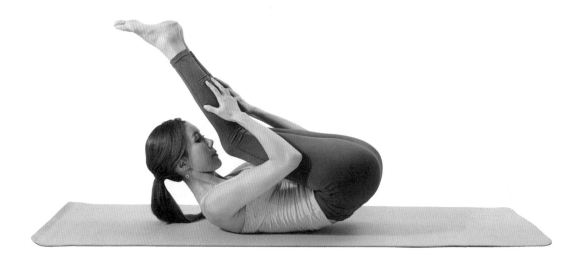

2

그대로 양손을 뒤로 보내 하체를 들어 올릴
준비를 한다.

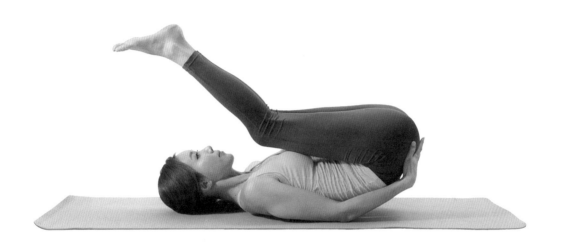

3

양손으로 허리를 받친 채 하체를 밀어 올려
자세를 고정한다. 다리를 머리 위로 곧게 쭉 뻗는다.

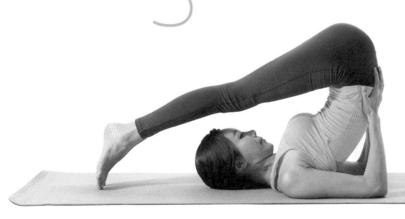

몸 상태가 좋지 않거나 생리 중인 사람, 고혈압이 있는
사람이라면 다리를 머리 위로 들어 올리는 동작은 피하
고 누워서 서서히 구르는 동작만 반복해도 좋다(p.132
보너스 동작 참고).

척추측만증이 있거나 등과 허리가 피로한 상태일 때는
구르는 동작이 효과적인 운동이 될 수 있다.

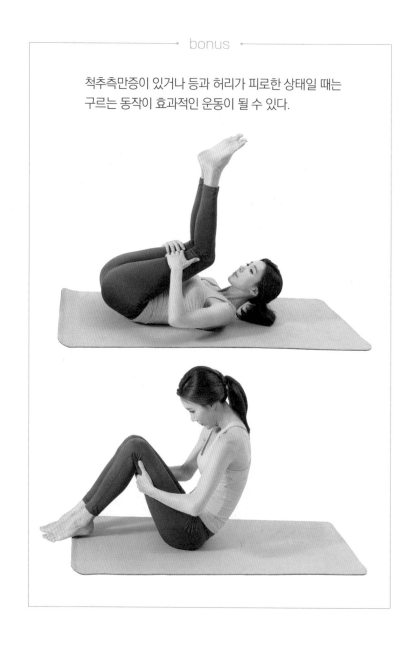

모관 운동

작은 혈관까지 자극해서 손발의 혈액순환을 돕는 동작으로 잠들기 전에 하면 아주 좋다.
손발을 털듯이 가볍게 움직인다.

1 누운 자세에서 손발을 위로 들고
가볍게 털어내듯이 흔든다.

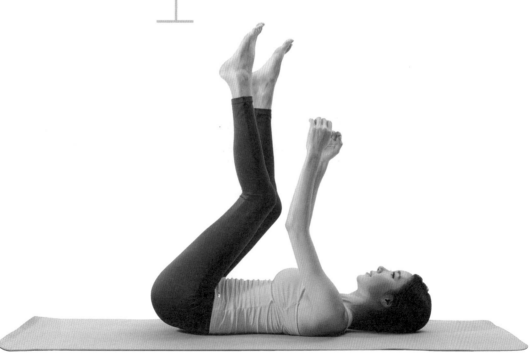

휴식 자세

요가에서 송장 자세라고도 한다. 누워서 눈을 감고 내면에 집중하는 시간이다.
몸도 마음도 고요해지는 것을 느끼고, 몸이 무거워지면서 스르륵 잠이 들면 더 좋다.

1 팔과 다리를 쭉 펴고 편하게 눕는다.

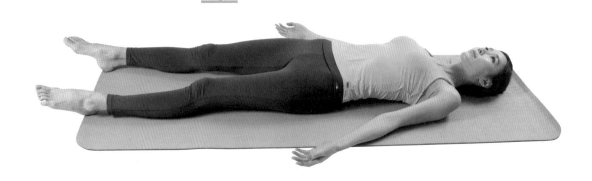

2 눈을 지그시 감고 숨을 크게 들이마셨다가
천천히 내쉰다.

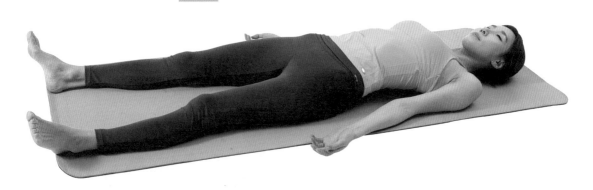

휴식 자세 등 누워서 하는 스트레칭은 눈을 감고 해도
좋다. 균형을 잃거나 다칠 염려가 없는 동작은 눈을 감
고 하면 내면에 집중하는 데 도움이 된다.

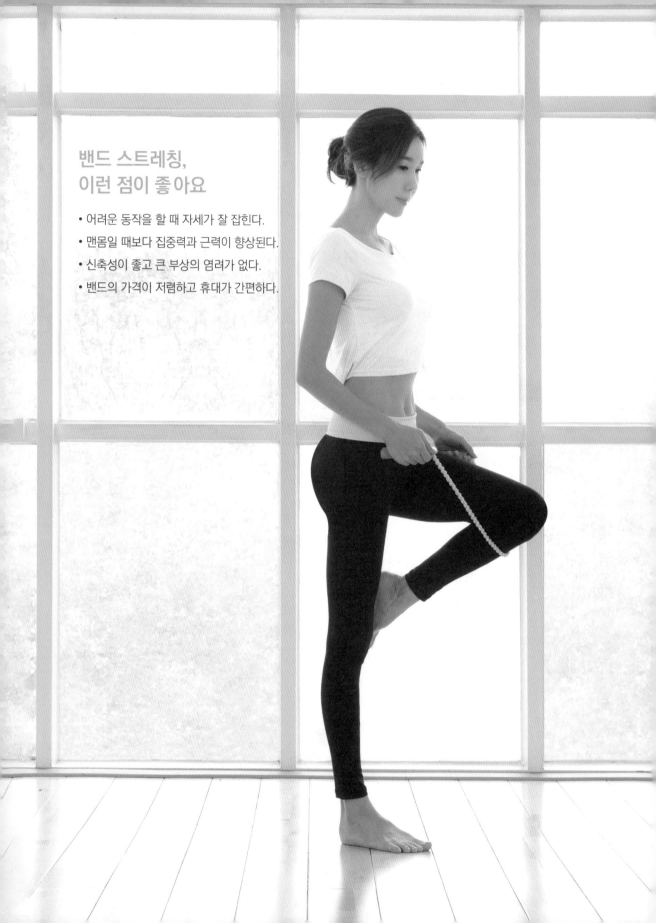

밴드 스트레칭, 이런 점이 좋아요

• 어려운 동작을 할 때 자세가 잘 잡힌다.
• 맨몸일 때보다 집중력과 근력이 향상된다.
• 신축성이 좋고 큰 부상의 염려가 없다.
• 밴드의 가격이 저렴하고 휴대가 간편하다.

부록

짧은 시간 효과 만점
증상을 개선하는
밴드 스트레칭

PLUSPAGE

유연성이 필요한 동작을 할 때 밴드를 사용하면 맨몸으로 스트레
칭을 할 때보다 원활하고 자세를 쉽게 잡을 수 있다. 같은 동작을
하더라도 밴드를 이용하면 자세의 스케일도 커져서 더 효과적이
다. 요통, 변비 등 질병을 완화하는 동작, 혈액순환, 날씬한 상체
를 위한 동작들을 소개한다.

피로

하체 스트레칭으로 다리의 피로를 풀어주고, 상체 스트레칭으로 경락 부위 등
신체의 장기를 자극해 피로해소를 돕는다.

1

의자나 테이블에 다리를 올린 다음 상체를 옆으
로 기울여 스트레칭한다. 발끝에 밴드를 걸어 상
체와 다리가 가까워지도록 노력한다. 반대쪽 다
리도 같은 방법으로 한다.

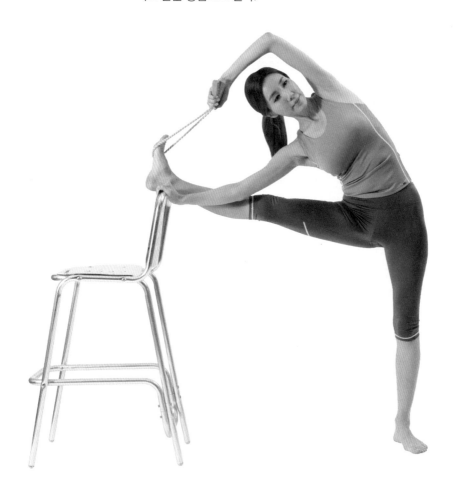

어깨 통증

팔과 어깨의 관절을 부드럽게 해 피로를 풀어주고 오십견을 예방한다. 편하게
앉아 동작을 하거나 서서 팔 동작만 해도 좋다.

1

오른손을 위로 올려 등 뒤로 보내고 왼손도 등
뒤로 보내 밴드를 잡는다. 밴드 모양이 일직선이
되게 자세를 유지하면서 양손의 거리를 서서히
좁힌다. 팔을 바꿔서 반복한다.

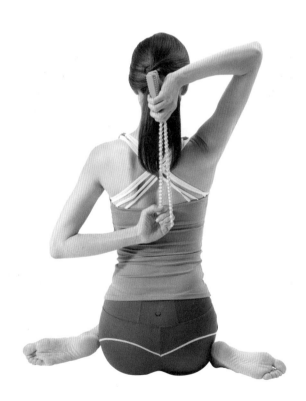

소화불량

명치 부위를 자극해 소화기능을 돕는다. 식후 소화가 잘 되지 않을 때 이 동작을 하면 도움이 된다.

1

한 발로 중심을 잡고 한쪽 다리를 뒤로 보내 스트레칭한다. 양손은 밴드를 잡고 앞으로 쭉 뻗는다.

2

양손을 뒤로 보낸 다음 오른손을 위로, 왼손을 아래로 가게 해 밴드를 당긴다. 크게 호흡하면서 가슴을 활짝 연다. 팔을 바꿔 반복한다.

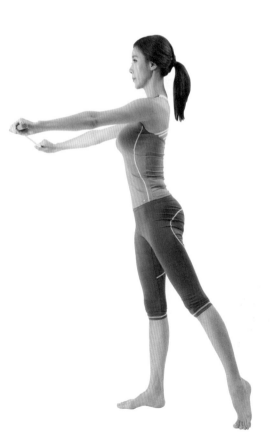

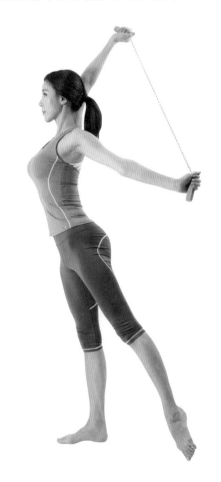

변비

복부를 강화하는 효과가 있는 동작이다. 뱃살이 빠지고 변비도 예방된다.

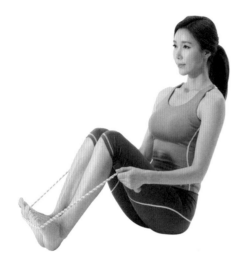

1

바닥에 앉아 무릎을 세운 다음 발끝에 밴드를 고정한다.

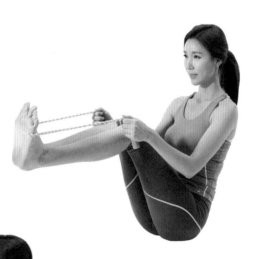

2

복부에 힘을 줘 균형을 잡으며 양발을 올린다.

3

허리와 다리를 쭉 뻗어 자세를 유지한다.

좌골신경통

좌골신경통은 엉덩이에서부터 다리, 발까지 통증이 느껴지는 질병이다. 하체의 신경 흐름을 원활하게 하는 스트레칭을 하면 증상을 완화할 수 있다.

1

누워서 오른쪽 발에 밴드를 걸고 왼손으로 밴드 손잡이를 잡은 다음 오른쪽 다리를 왼쪽으로 당긴다. 허리가 바닥에서 뜨지 않게 주의하면서 엉덩이부터 다리까지 더 당긴다. 반대쪽도 같은 방법으로 한다.

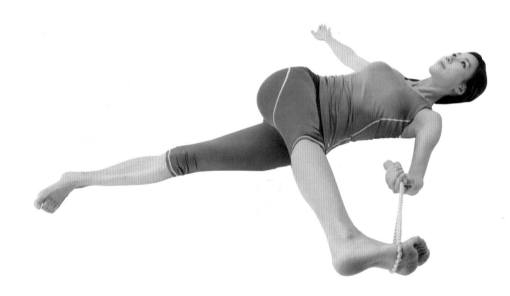

요통

요즘에는 요통을 호소하는 사람들이 많다. 척추기립근을 단련하는 동작을 꾸준히 하면 상태가 한결 나아진다.

1

다리가 벌어지지 않도록 발목에 밴드를 단단히 묶는다.

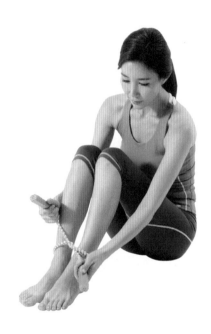

2

묶은 다리를 옆으로 돌려 바닥에 엎드린 다음 이마와 양손이 바닥에 닿으면 엉덩이를 조이고 다리를 모아 발끝을 들어 올린다. 이때 허리에 통증이 있으면 안 된다.

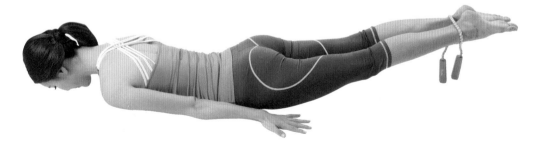

하체 혈액순환

하체의 혈액순환을 돕고 다리의 라인을 아름답게 가꿔주는 동작이다. 하지정맥류를 예방하는 효과도 있다.

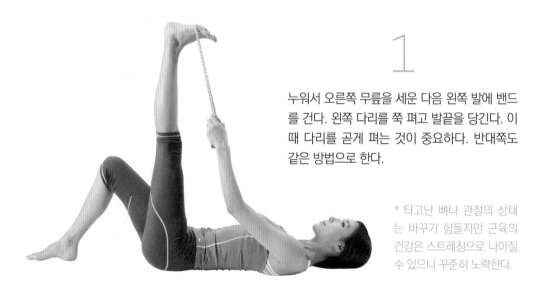

1

누워서 오른쪽 무릎을 세운 다음 왼쪽 발에 밴드를 건다. 왼쪽 다리를 쭉 펴고 발끝을 당긴다. 이때 다리를 곧게 펴는 것이 중요하다. 반대쪽도 같은 방법으로 한다.

* 타고난 뼈나 관절의 상태는 바꾸기 힘들지만 근육의 건강은 스트레칭으로 나아질 수 있으니 꾸준히 노력한다.

2

바르게 앉아 밴드를 발끝에 건 다음 다리가 벌어지지 않게 주의하며 밴드를 당긴다.

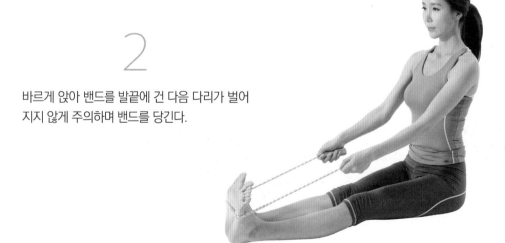

골반 균형

골반의 균형을 잡아주는 동시에 팔의 삼두근을 단련시키는 동작이다. 밴드의
탄력을 이용해 팔꿈치를 움직이면 더 좋다.

1

다리를 교차해 앉은 다음 양팔을 교차해 밴드를
잡는다.

2

숨을 내쉬면서 팔을 뻗어 삼두근을 단련한다. 팔
을 바꿔 반복한다.

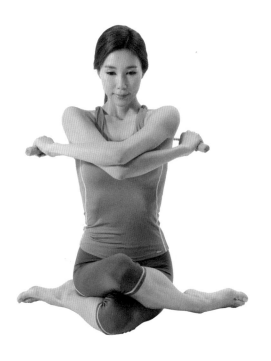
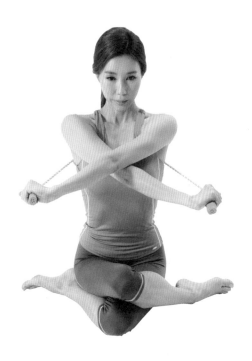

탄력 있는 가슴

이두근을 자극해 가슴을 탄력 있게 만들고 팔의 근력을 강화하는 동작이다. 신
축성 있는 밴드를 이용하면 효과가 더 좋다.

1

편하게 앉아 등 뒤에 밴드를 놓고 양끝을 잡는다.

2

숨을 내쉬며 팔 안쪽의 근육에 힘을 줘 밴드를
당긴다. 이때 손바닥이 위를 향하게 한다.

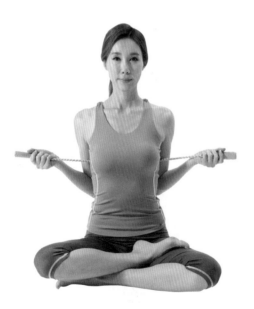

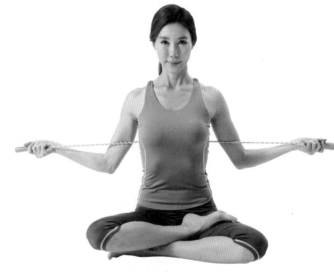

아름다운 등허리 라인

등과 허리를 자극해 탄력 있는 뒷모습을 가꿔주는 동작이다. 상체를 들어 올릴
때 척추가 길어진다는 기분으로 한다.

1

바닥에 엎드려 밴드를 양손으로 잡은 다음 다리
와 팔을 쭉 편다.

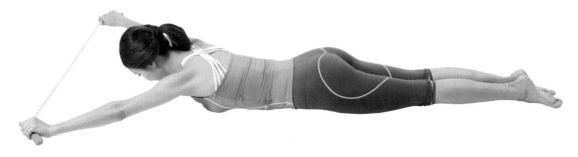

2

상체를 서서히 들어 올리며 양팔을 뒤로 보낸 다
음 등의 근육이 수축되게 팔꿈치를 모은다.

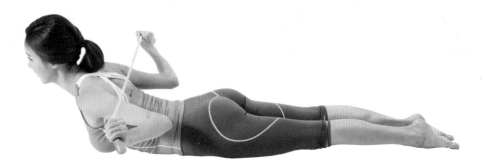

* 등과 허리 근육이 탄탄하
다는 느낌이 들 때까지 자세
를 유지하면 좋다.

날씬한 상체

등과 팔을 스트레칭해 상체를 날씬하게 가꿔주는 동작이다. 밴드를 이용해 팔을 뻗어 앞뒤로 움직이는 동작만 해도 상체가 날씬해지는 효과를 볼 수 있다.

1

양손에 밴드를 잡고 상체를 숙이며 팔을 뒤로 뻗는다.

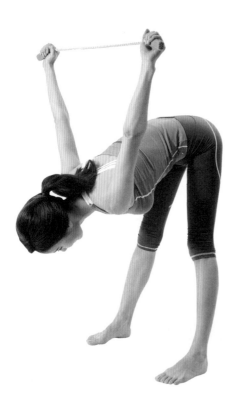

2

팔과 어깨에 무리가 가지 않게 주의하며 팔을 뻗어 바닥까지 내린다.

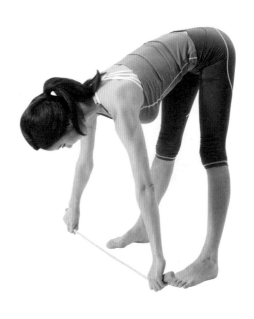

심신의 안정

마음을 차분하게 하고 인내심을 길러주는 동작이다. 일정한 시간에 꾸준히 스트레칭을 하면 작은 성취감을 느낄 수 있을 것이다.

1

한손으로 의자나 벽을 짚고 발끝에 밴드를 건 뒤 손으로 당겨 스트레칭한다. 반대쪽도 같은 방법으로 한다.

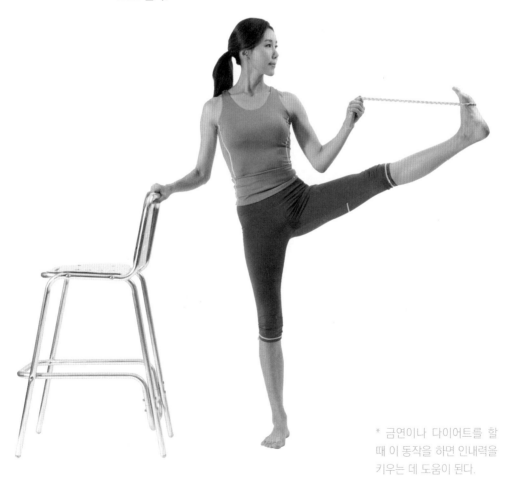

* 금연이나 다이어트를 할 때 이 동작을 하면 인내력을 키우는 데 도움이 된다.

• 요리

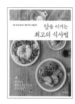

치료 효과 높이고 재발 막는 항암요리
암을 이기는 최고의 식사법
암 환자들의 치료 효과를 높이고 재발을 막는 데 도움이
되는 음식을 소개한다. 항암치료 시 나타나는 증상별 치
료식과 치료를 마치고 건강을 관리하는 일상 관리식으
로 나눠 담았다. 항암 식생활, 항암 식단에 대한 궁금증
등 암에 관한 정보도 꼼꼼히 알려준다.

마켓온오프 지음 | 280쪽 | 188×245mm | 18,000원

그대로 따라 하면 엄마가 해주시던 바로 그 맛
한복선의 엄마의 밥상
일상 반찬, 찌개와 국, 별미 요리, 한 그릇 요리, 김치 등
웬만한 요리 레시피는 다 들어있어 기본 요리 실력 다지
기부터 매일 밥상 차리기까지 이 책 한 권이면 충분하다.
누구든지 그대로 따라 하기만 하면 엄마가 해주시던 바
로 그 맛을 낼 수 있다.

한복선 지음 | 312쪽 | 188×245mm | 16,800원

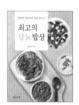

영양학 전문가의 맞춤 당뇨식
최고의 당뇨 밥상
매일 맛있게 먹을 수 있는 당뇨 레시피 120가지를 소개
한다. 모든 메뉴는 당질은 줄이고 식이섬유는 늘린 맞춤
레시피로 먹기만 해도 혈당이 내려간다. 당뇨 관리법과
당뇨에 대한 오해 등 당뇨 환자와 그 가족들이 궁금해하
는 당뇨 정보도 꼼꼼하게 담았다.

마켓온오프 지음 | 256쪽 | 188×245mm | 16,000원

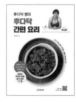

후다닥 쌤의
후다닥 간편 요리
구독자 수 37만 명의 유튜브 '후다닥요리'의 인기 집밥
103가지를 소개한다. 국·찌개, 반찬, 김치, 한 그릇 밥·
국수, 별식과 간식까지 메뉴가 다양하다. 저자가 애용하
는 양념, 조리도구, 조리 비법을 알려주고, 모든 메뉴에
QR 코드를 수록해 동영상도 볼 수 있다.

김연정 지음 | 248쪽 | 188×245mm | 16,000원

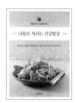

먹을수록 건강해진다!
나물로 차리는 건강밥상
생나물, 무침나물, 볶음나물 등 나물 레시피 107가지를
소개한다. 기본 나물부터 토속 나물까지 다양한 나물반
찬과 비빔밥, 김밥, 파스타 등 나물로 만드는 별미요리를
담았다. 메뉴마다 영양과 효능을 소개하고, 월별 제철 나
물, 나물요리의 기본요령도 알려준다.

리스컴 편집부 | 160쪽 | 188×245mm | 12,000원

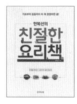

기초부터 응용까지 이 책 한권이면 끝!
한복선의 친절한 요리책
요리 초보자를 위해 최고의 요리 전문가 한복선 선생님
이 나섰다. 칼 잡는 법부터 재료 손질, 기본양념, 맛내기
까지 요리의 기본기와 조리 비법을 엄마처럼 꼼꼼하고
친절하게 알려준다. 국, 찌개, 반찬, 한 그릇 요리, 김치
등 대표 가정요리 221가지 레시피가 들어있다.

한복선 지음 | 308쪽 | 188×254mm | 15,000원

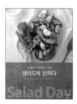

내 몸이 가벼워지는 시간
샐러드에 반하다
한 끼 샐러드, 도시락 샐러드, 저칼로리 샐러드, 곁들이
샐러드 등 쉽고 맛있는 샐러드 레시피 64가지를 소개한
다. 각 샐러드의 전체 칼로리와 드레싱 칼로리를 함께 알
려줘 다이어트에도 도움이 된다. 다양한 맛의 45가지
드레싱 등 알찬 정보도 담았다.

장연정 지음 | 184쪽 | 210×256mm | 14,000원

맛있는 밥을 간편하게 즐기고 싶다면
뚝딱 한 그릇, 밥
덮밥, 볶음밥, 비빔밥, 솥밥 등 별다른 반찬 없이도 맛있
게 먹을 수 있는 한 그릇 밥 76가지를 소개한다. 한식부
터 외국 음식까지 메뉴가 풍성해 혼밥으로 별식으로, 도
시락으로 다양하게 즐길 수 있다. 레시피가 쉽고, 밥 짓
기 등 기본 조리법과 알찬 정보도 가득하다.

장연정 지음 | 216쪽 | 188×245mm | 14,000원

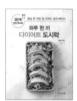

점심 한 끼만 잘 지켜도 살이 빠진다
하루 한 끼 다이어트 도시락
맛있게 먹으면서 건강하게 살을 빼는 다이어트 도시락.
영양은 가득하고 칼로리는 200~300kcal대로 맞춘 저
칼로리 도시락으로, 샐러드, 샌드위치, 별식, 기본 도시
락 등 다양한 메뉴를 담았다. 다이어트 도시락을 쉽고
맛있게 싸는 알찬 정보도 가득하다.

최승주 지음 | 176쪽 | 188×245mm | 15,000원

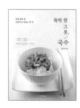

입맛 없을 때, 간단하고 맛있는 한 끼
뚝딱 한 그릇, 국수
비빔국수, 국물국수, 볶음국수 등 입맛 살리는 국수
63가지를 담았다. 김치비빔국수, 칼국수 등 누구나 좋
아하는 우리 국수부터 파스타, 미고랭 등 색다른 외국
국수까지 메뉴가 다양하다. 국수 삶기, 국물 내기 등
기본 조리법과 함께 먹으면 맛있는 밑반찬도 알려준다.

장연정 지음 | 200쪽 | 188×245mm | 14,000원

• 자녀교육 | 임신출산

성인 자녀와 부모의 단절 원인과 갈등 회복 방법
자녀는 왜 부모를 거부하는가
최근 부모 자식 간 관계 단절 현상이 늘고 있다. 심리학자
인 저자가 자신의 경험과 상담 사례를 바탕으로 그 원인
을 찾고 해답을 제시한다. 성인이 되어 부모와 인연을 끊
는 자녀들의 심리와, 그로 인해 고통받는 부모에 대한 위
로, 부모와 자녀 간의 화해 방법이 담겨있다.

조슈아 콜먼 지음 | 328쪽 | 152×223mm | 16,000원

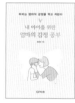

아이는 엄마의 감정을 먹고 자란다
내 아이를 위한 엄마의 감정 공부
엄마의 감정 육아는 아이의 정서에 나쁜 영향을 미친다.
엄마들을 위한 8일간의 감정 공부 프로그램을 그대로
책에 담았다. 감정을 정리하고 자녀와 좀 더 가까워지는
방법을 안내한다. 사례가 풍부하고 워크지도 있어 책을
읽으면서 바로 활용할 수 있다.

양선아 지음 | 272쪽 | 152×223mm | 15,000원

엄마 아빠와 함께 몸과 마음이 쑥쑥!
아기 리듬 마사지 & 몸 놀이
아기 전문가가 태어 때부터 두 돌 이후까지 성장 단계별
로 동요와 함께 하는 아기 리듬 마사지와 몸 놀이를 알
려준다. 잔병을 예방하고 아픈 증상을 완화하는 성장형
마사지도 소개한다. 마사지하면서 바로 들을 수 있는 동
요 QR 코드도 수록했다.

권정혁·최은미 지음 | 152쪽 | 180×227mm | 13,000원

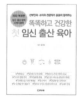

산부인과 의사가 들려주는 임신 출산 육아의 모든 것
똑똑하고 건강한 첫 임신 출산 육아
임신 전 계획부터 산후조리까지 현대를 살아가는 임신
부를 위한 똑똑한 임신 출산 육아 교과서. 20년 산부인
과 전문의가 인터넷 상담, 방송 출연 등을 통해 알게 된,
임신부들이 가장 궁금해하는 것과 꼭 알아야 것들을 알
려준다.

김건오 지음 | 352쪽 | 190×250mm | 17,000원

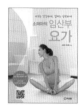

아기는 건강하게, 엄마는 날씬하게
소피아의 임산부 요가
임산부의 건강과 몸매 유지를 위해 슈퍼모델이자 요가
트레이너인 박서희가 제안하는 맞춤 요가 프로그램.
임신 개월 수에 맞춰 필요한 동작을 사진과 함께 자세
히 소개하고, 통증을 완화하는 요가, 남편과 함께 하
는 커플 요가, 회복을 돕는 산후 요가 등도 담았다.

박서희 지음 | 176쪽 | 170×220mm | 12,000원

• 취미 | 인테리어

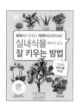

만들기 쉽고 예쁜
심플 원피스
직접 만들어 예쁘게 입는 나만의 원피스. 귀여운 체크무
늬 원피스, 여성스러운 투 컬러 원피스, 편하고 실용적
인 A라인 원피스, 우아한 박스 원피스 등 27가지 베이
직 스타일 원피스를 담았다. 실물 크기 패턴도 함께 수
록되어있어 초보자라도 뚝딱 만들 수 있다.

부티크 지음 | 112쪽 | 210×256mm | 13,000원

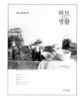

119가지 실내식물 가이드
실내식물 죽이지 않고 잘 키우는 방법
반려식물로 삼기 적합한 119가지 실내식물의 특징과 환
경, 적절한 관리 방법을 알려주는 가이드북. 식물에 대
한 정보를 위치, 빛, 물과 영양, 돌보기로 나누어 보다 자
세하게 설명한다. 식물을 키우며 겪을 수 있는 여러 문
제에 대한 해결책도 제시한다.

베로니카 피어리스 지음 | 144쪽 | 150×195mm | 16,000원

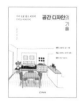

오늘, 허브를 심자
허브와 함께하는 생활
키우기 쉽고 활용하기 좋은 허브 8가지를 골라 키우는
법과 활용하는 법을 소개한다. 건강관리, 미용, 요리 등
생활 전반에 다양하게 활용할 수 있다. 침출액, 팅크제,
찜질 등 구체적인 방법과 꼼꼼한 팁까지, 허브에 대한
알찬 정보가 가득하다.

야마모토 마리 지음 | 168쪽 | 172×235mm | 14,000원

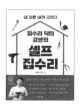

우리 집을 넓고 예쁘게 꾸미는 아이디어
공간 디자인의 기술
집 안을 예쁘고 효율적으로 꾸미는 방법을 인테리어의
핵심인 배치, 수납, 장식으로 나눠 알려준다. 포인트를
콕콕 짚어주고 알기 쉬운 그림을 곁들여 한눈에 이해
할 수 있다. 결혼이나 이사를 하는 사람을 위해 집 구
하기와 가구 고르기에 대한 정보도 자세히 담았다.

가와카미 유키 지음 | 240쪽 | 170×220mm | 15,000원

내 집은 내가 고친다
집수리 닥터 강쌤의 셀프 집수리
집 안 곳곳에서 생기는 문제들을 출장 수리 없이 내 손
으로 고칠 수 있게 도와주는 책. 집수리 전문가이자
인기 유튜버인 저자가 25년 경력을 통해 얻은 노하우
를 알려준다. 전 과정을 사진과 함께 자세히 설명하고,
QR코드를 수록해 동영상도 볼 수 있다.

강태운 지음 | 272쪽 | 190×260mm | 22,000원

유익한 정보와 다양한 이벤트가 있는 리스컴 SNS 채널로 놀러오세요!

블로그
blog.naver.com/leescomm

인스타그램
instagram.com/leescom

유튜브
www.youtube.com/c/leescom

아침 5분 | 저녁 10분

스트레칭이면
충분하다

지은이 박서희

사진 최해성(Bay Studio)
장소협찬 오영주 프랑스발레 바오솔 아카데미
메이크업 & 헤어 롭코스티아민

편집 김연주 원하나
디자인 이미정
마케팅 김종선 이진목
경영관리 서민주

인쇄 HEP

초판 1쇄 2022년 4월 11일
초판 3쇄 2022년 8월 10일

펴낸이 이진희
펴낸곳 (주)리스컴

주소 서울시 강남구 밤고개로 1길 10, 수서현대벤처빌 1427호
전화번호 대표번호 02-540-5192
　　　　　　영업부 02-540-5193
　　　　　　편집부 02-544-5922, 544-5933
FAX 02-540-5194
등록번호 제2-3348

ISBN 979-11-5616-261-2 13510
책값은 뒤표지에 있습니다.